BIBLIOTHÈQUE MÉDICALE

FONDÉE PAR MM.

J.-M. CHARCOT et G.-M. DEBOVE

DIRIGÉE PAR M.

G.-M. DEBOVE

Membre de l'Académie de médecine,
Professeur à la Faculté de médecine de Paris,
Médecin de l'hôpital Andral.

BIBLIOTHÈQUE MÉDICALE CHARCOT-DEBOVE

VOLUMES PARUS DANS LA COLLECTION

V. Hanot. LA CIRRHOSE HYPERTROPHIQUE AVEC ICTÈRE CHRONIQUE.

G.-M. Debove et Courtois-Suffit. TRAITEMENT DES PLEURÉSIES PURULENTES.

J. Comby. LE RACHITISME.

Ch. Talamon. APPENDICITE ET PÉRITYPHLITE.

G.-M. Debove et Rémond (de Metz). LAVAGE DE L'ESTOMAC.

J. Seglas. DES TROUBLES DU LANGAGE CHEZ LES ALIÉNÉS.

A. Sallard. LES AMYGDALITES AIGUËS.

L. Dreyfus-Brissac et I. Bruhl. PHTISIE AIGUË.

P. Sollier. LES TROUBLES DE LA MÉMOIRE.

De Sinety. DE LA STÉRILITÉ CHEZ LA FEMME ET DE SON TRAITEMENT.

G.-M. Debove et J. Renault. ULCÈRE DE L'ESTOMAC.

G. Daremberg. TRAITEMENT DE LA PHTISIE PULMONAIRE. 2 vol.

Ch. Luzet. LA CHLOROSE.

E. Mosny. BRONCHO-PNEUMONIE.

A. Mathieu. NEURASTHÉNIE.

N. Gamaleïa. LES POISONS BACTÉRIENS.

H. Bourges. LA DIPHTÉRIE.

Paul Blocq. LES TROUBLES DE LA MARCHE DANS LES MALADIES NERVEUSES.

P. Yvon. NOTIONS DE PHARMACIE NÉCESSAIRES AU MÉDECIN. 2 vol.

L. Galliard. LE PNEUMOTHORAX.

E. Trouessart. LA THÉRAPEUTIQUE ANTISEPTIQUE.

Juhel-Rénoy. TRAITEMENT DE LA FIÈVRE TYPHOÏDE.

J. Gasser. LES CAUSES DE LA FIÈVRE TYPHOÏDE.

G. Patein. LES PURGATIFS.

A. Auvard et E. Caubet. ANESTHÉSIE CHIRURGICALE ET OBSTÉTRICALE.

L. Catrin. LE PALUDISME CHRONIQUE.

Labadie-Lagrave. PATHOGÉNIE ET TRAITEMENT DES NÉPHRITES ET DU MAL DE BRIGHT.

E. Ozenne. LES HÉMORROÏDES.

Pierre Janet. ÉTAT MENTAL DES HYSTÉRIQUES. — LES STIGMATES MENTAUX.

H. Luc. LES NÉVROPATHIES LARYNGÉES.

R. du Castel. TUBERCULOSES CUTANÉES

J. Comby. LES OREILLONS.

Chambard. LES MORPHINOMANES.

J. Arnould. LA DÉSINFECTION PUBLIQUE.

Achalme. ÉRYSIPÈLE.

P. Boulloche. LES ANGINES A FAUSSES MEMBRANES.

E. Lecorché. TRAITEMENT DU DIABÈTE SUCRÉ.

Barbier. LA ROUGEOLE.

M. Boulay. PNEUMONIE LOBAIRE AIGUË. 2 vol.

A. Sallard. HYPERTROPHIE DES AMYGDALES.

Richardière. LA COQUELUCHE.

G. André. HYPERTROPHIE DU CŒUR.

E. Barié. BRUITS DE SOUFFLE ET BRUITS DE GALOP.

L. Galliard. LE CHOLÉRA.

Polin et Labit. HYGIÈNE ALIMENTAIRE.

Boiffin. TUMEURS FIBREUSES DE L'UTÉRUS.

E. Rondot. LE RÉGIME LACTÉ.

Ménard. COXALGIE TUBERCULEUSE.

F. Verchère. LA BLENNORRHAGIE CHEZ LA FEMME. 2 vol.

F. Legueu. CHIRURGIE DU REIN ET DE L'URETÈRE.

P. de Molènes. TRAITEMENT DES AFFECTIONS DE LA PEAU. 2 vol.

Ch. Monod et F. Jayle. CANCER DU SEIN.

P. Mauclaire. OSTÉOMYÉLITES DE LA CROISSANCE.

Blache. CLINIQUE ET THÉRAPEUTIQUE INFANTILES. 2 vol.

A. Reverdin (de Genève). ANTISEPSIE et ASEPSIE CHIRURGICALES.

Louis Beurnier. LES VARICES.

G. André. L'INSUFFISANCE MITRALE.

P. Bonnier. VERTIGE.

J.-B. Duplaix. DES ANÉVRYSMES.

De Grandmaison. LA VARIOLE.

POUR PARAITRE PROCHAINEMENT

Legrain. MICROSCOPIE CLINIQUE.

H. Gillet. RYTHMES DES BRUITS DU CŒUR (physiologie et pathologie).

G. Martin. MYOPIE, HYPÉROPIE, ASTIGMATISME.

Garnier. CHIMIE MÉDICALE. 2 vol.

A. Courtade. ANATOMIE, PHYSIOLOGIE ET SÉMÉIOLOGIE DE L'OREILLE.

Robin. RUPTURES DU CŒUR.

A. Martha. DES ENDOCARDITES AIGUËS.

Pierre Achalme. IMMUNITÉ.

Paul Rodet et G. Paul. TRAITEMENT DU LYMPHATISME.

Guermonprez (de Lille) et Bécue (de Cassel). ACTINOMYCOSE.

J. Comby. L'EMPYÈME PULSATILE.

Ferrand. LE LANGAGE, LA PAROLE ET LES APHASIES.

Lecorché. TRAITEMENT DE LA GOUTTE.

J. Arnould. LA STÉRILISATION ALIMENTAIRE.

E. Périer. HYGIÈNE ALIMENTAIRE DES ENFANTS.

J. Garel. RHINOSCOPIE

Chaque volume se vend séparément. Relié · 3 fr. 50

ANATOMIE

PHYSIOLOGIE ET SÉMÉIOLOGIE

DE L'OREILLE

PAR

Le Dr Antoine COURTADE

Ancien interne des Hôpitaux de Paris.
Membre de la Société d'otologie de Paris, de la Société de thérapeutique,
de la Société de médecine et de chirurgie pratique

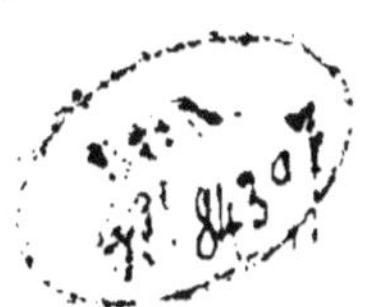

PARIS

RUEFF ET Cie, ÉDITEURS

106, BOULEVARD SAINT-GERMAIN. 106

INTRODUCTION

Bien peu de médecins se livrent à une étude sérieuse de l'otologie, soit par indifférence, soit par scepticisme des résultats qu'elle peut fournir, soit à cause des difficultés que cette étude présente. Cependant les affections de l'oreille sont très fréquentes et l'intervention du médecin des plus utiles, quand elle est exercée à temps.

Dans le cours que j'ai fait en 1893, à l'École pratique de la Faculté de médecine de Paris, j'ai traité l'anatomie, la physiologie et la séméiologie de l'oreille : c'est la publication de ce cours qui constitue l'ouvrage que je présente au public médical.

L'anatomie est exposée au point de vue spécial qui intéresse l'auriste et suivie de quelques brèves déductions pathologiques propres à chaque région de l'oreille.

Les dessins originaux ont été faits, la plupart de grandeur naturelle, d'après les pièces anatomiques que je montrais aux élèves; quoique imparfaits, ils ont le mérite de l'exactitude et celui d'être mis au point, c'est-à-dire de montrer les détails essentiels qu'il faut retenir dans chaque partie de l'organe auditif.

Je me suis borné à quelques dessins, pour n'avoir pas à reproduire les figures que l'on trouve déjà dans tous les traités classiques d'anatomie descriptive ou d'anatomie topographique que l'on consultera avec profit.

La large place donnée à l'anatomie et à la physiologie de l'oreille s'explique par leur importance même, car, sans leur connaissance exacte et parfaite, il ne peut y avoir qu'empirisme et pratique détestable.

La séméiologie de l'oreille ne se borne pas seulement à l'étude des symptômes objectifs et subjectifs mais s'étend encore à l'étude de certaines données expérimentales qui permettent de préciser le siège et la nature de la lésion.

Je n'ai pu donner à chaque chapitre toute l'étendue que j'aurais désiré, car j'ai dû retrancher une cinquantaine de pages de mon manuscrit pour que le volume ne dépasse pas le nombre de pages que comportent les livres de cette collection; pour y arriver, je n'ai supprimé aucun chapitre, mais élagué, rogné çà et là tout ce qui n'était pas indispensable.

L'exposition de la séméiologie de l'oreille était d'une réelle difficulté, car je n'ai pu me guider sur aucun ouvrage écrit sur ce sujet; ce sera mon excuse, si on y relève des omissions, des imperfections inévitables. .

J'espère, malgré ses imperfections, que l'ouvrage pourra rendre quelques services à ceux qui ne se livrent pas à une étude approfondie des maladies de l'oreille : cela justifiera la témérité que j'ai eue de vouloir présenter un manuel de diagnostic des maladies de l'organe auditif.

A. COURTADE.

Paris, 25 octobre 1893.

ANATOMIE, PHYSIOLOGIE

ET

SÉMÉIOLOGIE DE L'OREILLE

PREMIÈRE PARTIE

IMPORTANCE DE L'ÉTUDE DE L'OTOLOGIE

Il n'est peut-être par d'organe de l'économie dont les maladies sont si mal connues de l'immense majorité des médecins, que le sont les affections de l'organe auditif. Les raisons de ce discrédit sont multiples : tout d'abord l'étude de cette région présente des difficultés réelles et nécessite une application soutenue; le traitement en est souvent long, difficile; il nécessite fréquemment une dextérité manuelle qui peut décourager certains praticiens et, chose plus grave, il ne guérit pas tous les cas. C'est, je crois, ce dernier reproche qui est le plus grave, mais non le plus mérité, car dans la nosologie les affections abondent, qui sont au-dessus des ressources de l'art.

Est-ce que les oculistes guérissent le décollement de la rétine, les atrophies papillaires, les rétinites pigmentaires, et cependant, il serait aussi logique d'adresser aux oculistes de ne pas guérir ces affections, qu'à l'auriste de ne pouvoir rendre l'ouïe à ceux qui se présentent à lui avec des destructions étendues de la caisse, une ankylose des osselets, une dégénérescence du nerf auditif, etc.

De plus, il règne dans le public des préjugés absurdes touchant l'innocuité des otorrhées contre lesquels il est bon d'être prémuni.

Si l'on considère l'âge des sourds, on constate que la gravité est grande à tous les âges.

Dans le jeune âge et jusqu'à cinq ou six ans, la surdité complète entraîne inévitablement la surdi-mutité. Vous savez que l'éducation des enfants est une affaire d'imitation, qu'il faut répéter souvent, très souvent même une syllabe ou un mot pour que l'enfant arrive à le graver dans sa mémoire, et à le redire; les premières impressions viennent donc de l'oreille; or, un enfant qui n'entend pas ne peut répéter un son qu'il ne perçoit pas. Bien plus, si la surdité survient avant l'âge de cinq ou six ans, il arrive à oublier ce qu'il a appris; la notion des sons s'efface et graduellement il arrive à l'état des sourds-muets de naissance.

Et cependant les cas sont nombreux où la surdi-mutité est le résultat d'une maladie de l'enfance; il suffira, pour le démontrer, de rappeler la statistique de Schmaltz qui, sur 5 425 sourds-muets, a trouvé 3 665 surdités congénitales, et 1 760 cas de surdités acquises, ce qui représente près de 1/3.

Hartmann, de son côté, sur 4 547 sourds-muets, a trouvé 2 378 cas de surdité acquise, c'est-à-dire plus de la moitié. Je sais bien que, sur ce chiffre, beaucoup de surdités se seraient produites malgré les soins les plus intelligents puisqu'elles sont le résultat d'une méningite épidémique, ou de fièvres éruptives qui s'attaquent de prime abord aux terminaisons nerveuses du nerf auditif; mais, par contre, combien d'autres auraient pu guérir, si les parents pénétrés de la gravité de la situation et de la nécessité d'un traitement méthodique, avaient consulté le médecin.

A l'âge adulte et à la deuxième enfance, la surdité entraîne avec elle une multitude d'inconvénients, tenant à l'impossibilité de correspondre avec leurs semblables. Combien de carrières brisées, d'existences malheureuses ou au moins assombries par la dureté d'oreille! Car, à la longue, l'isolement dans lequel vit le sourd ne tarde pas à influer sur son caractère, qui devient morose, taciturne, défiant.

Cette situation est encore aggravée par la persistance des bruits subjectifs qui ne laissent souvent pas une minute de repos à celui qui en est atteint; c'est d'ailleurs un des symptômes qui l'incommodent le plus et qu'il désire surtout faire disparaître. Il n'est pas rare de voir les bourdonnements devenir assez incommodes pour empoisonner la vie du malade et le pousser au suicide.

Nombreux sont les cas où vous aurez à intervenir, car la surdité est loin d'être rare, contrairement à l'opinion générale. Trœltsch estime que 1 personne sur 3 n'a pas une audition normale au moins des deux oreilles.

Il résulte, des recherches de Reichard, que 22,2 pour 100 des enfants qui fréquentent l'école n'ont pas l'ouïe normale; Weil (de Stuttgard) a trouvé 50 pour 100 et Bezold de (Munich) 20 pour 100. Ce dernier a constaté que les places obtenues à l'école par ceux qui sont sourds est au-dessous de la moyenne. Vous voyez donc l'importance qu'il y a à soigner les enfants qui ont une audition défectueuse, puisqu'il y va de leur avenir, j'allais presque dire de leur vie.

En employant cette expression, je vais à l'encontre de l'opinion générale, qui estime que les maladies d'oreilles ne sont pas graves; c'est une erreur qu'il faut combattre parce qu'elle est fausse. Wedren n'estime pas à moins de 14 pour 100 les cas d'abcès du cerveau, consécutifs à l'otorrhée chronique et, sur ce chiffre, beaucoup de malades n'auraient pas présenté cette complication, s'ils avaient été soignés à temps.

Pour les cas bénins, chez une enfant, beaucoup de praticiens rassurent les parents, en leur disant qu'à l'instauration des règles, les troubles de l'ouïe disparaîtront, etc.; c'est là un conseil dangereux parce qu'il fait perdre un temps précieux pour le traitement, et il laisse aux lésions le temps de s'aggraver et de devenir définitives: et cependant, s'il s'agit d'une simple obstruction des trompes, ce qui est assez fréquent, quelques douches d'air suffisent pour guérir le sujet.

Il faut bien se pénétrer de l'idée que les affections de l'oreille guérissent bien rarement seules et qu'on ne saurait jamais les traiter assez tôt.

ANATOMIE DE L'OREILLE

Pour faciliter la description, nous diviserons l'organe auditif en plusieurs parties qui, chacune, ont un rôle physiologique distinct. Ce sont :

L'appareil réflecteur ou collecteur du son représenté par le pavillon ;

L'appareil conducteur : le conduit auditif externe ;

L'appareil transmetteur des ondes sonores représenté par la caisse et son contenu en y rattachant la trompe d'Eustache et l'apophyse mastoïde ;

Enfin l'appareil percepteur, qui n'est autre que le labyrinthe et le système nerveux central d'où part le nerf acoustique.

PAVILLON

La nécessité de nous restreindre nous oblige à supprimer l'étude du pavillon au point de vue général : forme, dimensions, mode d'attache, etc., que l'on trouvera exposés dans les traités d'anatomie.

STRUCTURE DU PAVILLON

Le pavillon présente une certaine rigidité due à la présence d'un tissu cartilagineux qui en forme le squelette ; à ce tissu cartilagineux viennent se rattacher du tissu fibreux des muscles et la peau.

Cartilage. — C'est lui qui donne à l'oreille sa forme générale, moins le lobule qui est un repli cutané. En avant de la conque, il forme une saillie conoïde l'apophyse de l'hélix. En arrière : le cartilage se continue en une pointe que Santorini a appelée languette cartilagineuse de l'hélix.

Le cartilage de l'oreille contient un grand nombre de fibres élastiques, dont la présence explique l'élasticité de cet organe (Purkinje, Krause, Valentin, Huschke).

L'étude microscopique a été reprise récemment par Ludwig, Meyer, Tataroff, Pilliet, Pollack, qui ont constaté, par places, une absence complète de fibres élastiques ; ces points sont précisément ceux qui sont le siège d'une dégénérescence hyaline ou granuleuse, premier stade des kystes du pavillon (Hartmann) ou de l'othématome, dont la pathogénie a suscité de nombreuses controverses. Le périchondre est formé de fibres conjonctives entrelacées.

Ligaments. — Ils sont de deux ordres : les uns maintiennent les rapports réciproques des différentes portions du cartilage tout entier aux régions voisines du crâne : ligaments extrinsèques.

Les ligaments intrinsèques, au nombre de quatre vont : l'un de l'antitragus à la languette cartilagineuse de l'hélix, le second du tragus à la partie antérieure de l'hélix ; le troisième va de la convexité de la fossette de l'anthélix à la convexité de la conque ; enfin le quatrième part de la convexité de l'hélix à la convexité de la fossette de l'anthélix et à celle de la conque. Les ligaments extrinsèques sont : l'un antérieur et l'autre postérieur. Le premier s'insère, d'une part, à l'aponévrose du temporal, et, d'autre part, à la partie antérieure de la conque ; un deuxième faisceau s'étend du tubercule de l'apophyse zygomatique au bord antérieur de la conque et au bord supérieur du tragus.

Le ligament postérieur s'attache à la base de l'apophyse zygomatique et à la convexité de la conque ainsi qu'à la paroi supérieure du conduit auditif.

Muscles. — Il y a trois muscles extrinsèques : l'auriculaire antérieur, le supérieur et le postérieur. Les muscles intrinsèques ont leurs deux insertions sur le cartilage lui-même. Ce sont : 1° le grand muscle de l'hélix ; 2° le petit muscle de l'hélix ; 3° le muscle du tragus ; 4° le muscle de l'antitragus ; 5° le muscle transverse.

Peau. — La peau du pavillon présente les caractères et les glandes qu'on lui trouve sur le reste du corps.

Les poils sont à l'état rudimentaire ; les glandes sébacées sont très développées au niveau de la conque et de la fossette scaphoïde, un peu moins dans les autres régions ; elles peuvent former de petits kystes par rétention (Valsalva, Albinus). Les glandes sudorifères, très abondantes sur le lobule et la convexité de l'anthélix, manquent en beaucoup d'autres points (Tataroff).

Vaisseaux et nerfs. — En avant la temporale superficielle fournit quatre ou cinq rameaux appelés artères auriculaires antérieures, qui vont se terminer dans le lobule, le tragus et l'hélix.

L'auriculaire postérieure se divise en branches qui, les unes, parcourent la face interne du pavillon ; les autres, traversent le cartilage et le tissu fibreux pour se terminer dans les téguments de la conque où elles s'anastomosent avec les auriculaires antérieures.

Les veines antérieures vont se jeter dans la temporale superficielle et la jugulaire externe ; les postérieures dans les veines occipitales et le tronc veineux qui traverse l'apophyse mastoïde pour s'ouvrir dans le sinus latéral.

Les lymphatiques antérieurs vont se jeter dans un ganglion placé au-devant du tragus ; les postérieurs, plus nombreux, dans les ganglions sous-occipitaux.

Les nerfs sensitifs proviennent du nerf auriculo-temporal, de la branche auriculaire du plexus cervical et du nerf sous-occipital.

Les nerfs moteurs naissent du rameau auriculaire postérieur du facial.

Le grand sympathique fournit de nombreux rameaux au pavillon (expériences de Cl. Bernard, Brown-Sequard, Gellé, Laborde, Matthias Duval). Ces faits expérimentaux expliquent la pathogénie de certaines altérations vasculaires dont l'aboutissant est l'othématome.

La peau du pavillon, très adhérente au cartilage sur la face externe, l'est beaucoup moins sur la face interne ; quant au lobule, ce n'est qu'un repli cutané qui, dans certaines affections (érysipèle, eczéma), peut augmenter énormément de volume.

PHYSIOLOGIE DU PAVILLON

Chez les animaux dont l'oreille a la forme d'un cornet, cet organe est essentiellement mobile et peut être dirigé dans toutes les directions pour collecter les ondes sonores (expériences de Milne-Edwards).

Chez l'homme, au contraire, le pavillon ne subit que des déplacements insignifiants ; les sourds y suppléent en repoussant en avant le pavillon, avec la main légèrement excavée, de façon que la surface concave qui reçoit les ondes sonores est augmentée et que le pavillon est placé dans une direction plus convenable pour mieux entendre.

Buchanan avait constaté que l'angle d'attache du pavillon qui convenait le mieux était de 25 degrés environ; si on applique le pavillon contre le crâne on entend moins bien les sons qui viennent de devant soi ; tandis que, si on repousse l'oreille en avant la perception est plus nette.

Boerhave avait calculé que les saillies et dépressions appartiennent à des courbes paraboliques et que les sons devaient se réfléchir dans le conduit auditif.

Schneider, en comblant les dépressions avec de la cire, avait constaté une diminution de l'ouïe, résultat qui n'a pas été confirmé par Harless. Pour Savart, le pavillon ne serait qu'une plaque vibrante dont les déplacements rhythmiques se transmettraient au conduit auditif.

Kuss et Duval, Gellé attribuent au pavillon la fonction de l'orientation du son. Si cette partie de l'oreille ne joue pas le rôle prédominant dans cette fonction, elle n'y contribue pas moins, pour une large part.

CONDUIT AUDITIF EXTERNE

Le conduit auditif externe s'étend de la conque à la membrane du tympan qui en forme la limite naturelle et précise. En dehors, au contraire, il se continue graduellement avec la conque par sa paroi antérieure, mais il est séparé de celle-ci, sur sa paroi postérieure, par une saillie semi-lunaire.

Pour en mesurer la longueur, il faut donc prendre ce repli semi-lunaire pour limite externe.

La direction du conduit auditif est oblique de dehors en dedans et d'arrière en avant, de sorte que, en prolongeant les axes des conduits, ils se rejoindraient vers le voile du palais.

Le conduit auditif est rarement rectiligne; il présente des courbures plus ou moins accusées.

Sur une coupe verticale passant par son axe, on constate que la paroi supérieure est presque rectiligne, tandis que la paroi inférieure est largement convexe en haut (voir fig. 3 et 4).

L'axe de la moitié externe du conduit est dirigé en haut et

en dedans, celui de la moitié interne en bas et en dedans; ces deux axes forment ainsi un angle obtus ouvert en bas et en avant.

Près du tympan, la paroi inférieure s'abaisse un peu brusquement et forme une dépression appelée sinus prétympanique dans lequel peuvent se loger de petits corps étrangers qui échappent à nos recherches.

Sur une coupe horizontale du conduit, on constate que la paroi antérieure est convexe du côté du conduit auditif; cette courbure siège vers le milieu de la portion osseuse du conduit.

Il est des sujets où les courbures du conduit sont insignifiantes, ce qui permet de voir le tympan sans spéculum; mais c'est l'exception.

La longueur du conduit est variable, suivant les individus, pour un même âge. Mesurée du bord du tympan à un plan vertical antéro-postérieur passant par le repli semi-lunaire, la longueur serait de 21 millimètres pour le bord supérieur, 22 millimètres pour le bord postérieur, 26 millimètres pour le bord inférieur et 27 millimètres pour le bord antérieur; la moyenne est de 25 millimètres dont un tiers pour la portion cartilagineuse et deux tiers pour la portion osseuse.

Le diamètre du conduit auditif est essentiellement variable d'un sujet à l'autre. Sur des coupes antéro-postérieures successives, on constate que près de l'orifice externe, la section a une forme ovalaire à grand diamètre vertical; près de la portion osseuse la section est presque circulaire pour redevenir ovalaire dans la partie profonde.

Les divers diamètres sont, près de l'orifice externe : 10 millimètres pour l'axe vertical et 9 millimètres pour l'antéro-postérieur; dans la portion osseuse, 8 millimètres pour l'axe vertical et 4 à 5 millimètres pour l'antéro-postérieur; près du tympan, l'axe vertical a 10 à 11 millimètres et l'horizontal 9 à 10 millimètres.

Ce ne sont là que des chiffres moyens; en pratique vous rencontrerez de nombreuses exceptions.

Je pourrais vous citer, comme exemple, une femme dont les conduits n'admettaient que le plus petit des spéculums d'oreille qui a 4 millimètres de diamètre et qui n'entrait qu'avec quelque difficulté; il faut excepter naturellement les cas où le conduit auditif est rétréci par un processus pathologique.

La portion la plus rétrécie du conduit auditif, l'isthme, située à l'union du tiers interne avec les deux tiers externes n'a souvent pas plus de 6 millimètres de diamètre.

Chez les vieillards, sous l'influence des altérations séniles du cartilage du conduit, il se produit quelquefois un affaissement de la paroi postérieure; mais ce faux rétrécissement n'entraîne pas de difficultés à l'introduction du spéculum; il en est de même de la saillie du repli semi-lunaire qui se produit chez les femmes qui appliquent les oreilles contre le crâne avec les brides de leur bonnet.

STRUCTURE DU CONDUIT AUDITIF

Pour bien comprendre la structure, il faut s'inspirer du développement de cette région et en suivre les diverses phases.

Le temporal résulte de la réunion de trois parties : la portion écailleuse, le rocher et l'os tympanal.

La portion écailleuse, très oblique de haut en bas et de

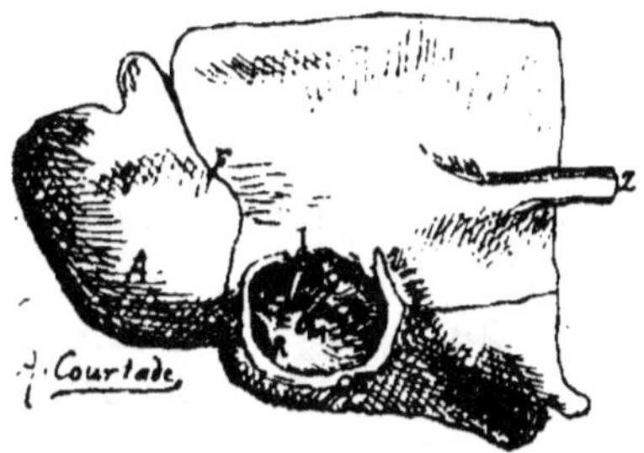

FIG. 1. — Temporal de nouveau-né (grandeur naturelle).

Z, apophyse zygomatique ; — A, apophyse mastoïde rudimentaire; — F, fissure squamo-mastoïdienne; — OT, os tympanal; — M, marteau; — I, Enclume; E, étrier; — O, fosse ovale; — R, fenêtre ronde.

dehors en dedans, présente, sur son bord inférieur, une échancrure qui contribue à former une ouverture circulaire par l'adjonction d'un os presque circulaire, en forme d'anneau : c'est l'os tympanal.

L'anneau tympanique est rattaché en avant à la partie antérieure de l'échancrure de la portion pétreuse par la fissure pétro-tympanique qui formera plus tard la fissure de Glaser; en arrière, il est fixé à l'apophyse mastoïde qui est très peu développée (fig. 1).

Cet anneau est ouvert en haut; il existe une solution de continuité qui constitue le segment de Rivinus et qui correspond à l'échancrure de l'écaille.

Cet anneau présente deux tubercules : l'un antérieur, l'autre postérieur (Zuckerkandl). C'est le développement de cet anneau en dehors qui formera le conduit auditif osseux.

Chez le nouveau-né, il n'existe pas de conduit auditif osseux ; le tissu cartilagineux est rattaché à l'anneau tympanique par une lame fibreuse et résistante.

L'ossification commençant par les deux tubercules et la paroi inférieure se développant beaucoup plus lentement, il en résulte que dans les premières années, il existe en avant et en arrière une lame osseuse, séparées par une échancrure qui correspond à la paroi inférieure du conduit auditif.

Les progrès de l'ossification transforment cette échancrure en trou plus ou moins grand, comblé tout d'abord par du tissu fibreux, et ce n'est que vers trois ou quatre ans que ce tissu fibreux est lui-même ossifié; quelquefois même le trou persiste par arrêt de développement 19 fois sur 100 (Burkner), 5 sur 100 (Poirier).

Ces lacunes d'ossification ont été observées depuis longtemps par Cassebohm, Huschke, Arnold, Henle ; Trœltsch en a fait ressortir les conséquences cliniques.

La paroi supérieure du conduit auditif osseux se forme par abaissement de la portion écailleuse du temporal qui devient horizontale.

Le développement en dehors de l'apophyse mastoïde allonge la paroi postérieure du conduit; elle est doublée par la paroi osseuse formée aux dépens de l'anneau tympanique à laquelle elle est intimement soudée (soudure tympanico-mastoïde).

L'extrémité postérieure de l'os tympanal forme une saillie triangulaire décrite par Duverney, et appelée épine tympanale (Poirier); elle donne attache au tissu fibreux qui fixe la portion cartilagineuse du conduit au temporal.

Le cartilage du conduit est la continuation de celui du pavillon; il a la forme d'une gouttière ouverte en haut et en arrière et se rétrécit dans sa partie profonde.

Le bord antérieur est rectiligne, le postérieur moins élevé est sinueux.

Sur la face antérieure on observe deux solutions de conti-

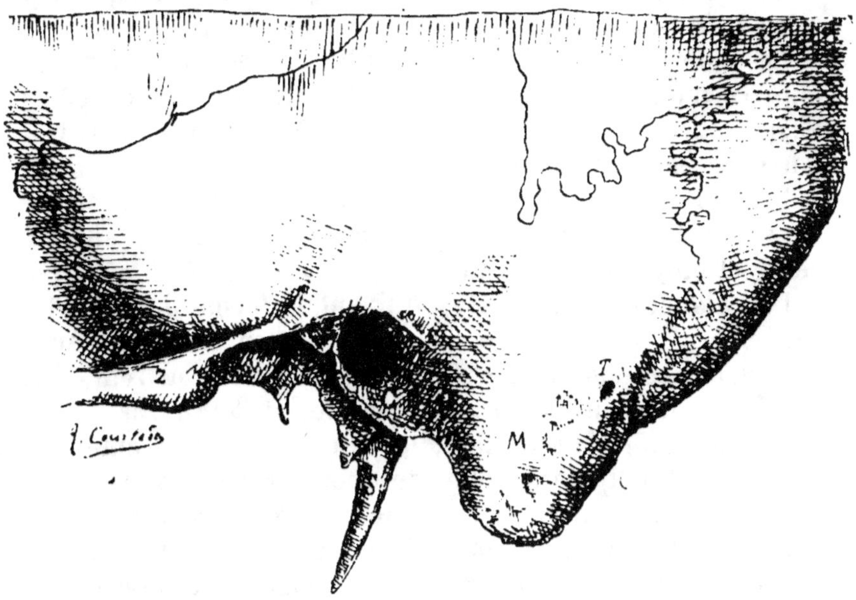

Fig. 2. — Temporal d'adulte (grandeur naturelle).

Z, apophyse zygomatique; — M, apophyse mastoïde; — S, apophyse styloïde; — T, trou mastoïdien; — C, conduit auditif osseux; — F, fissure tympanico-mastoïdienne; — E, épine tympanale.

nuité, appelées incisures de Santorini (1759) bien que Duverney les ait décrites en 1683 et Valsava en 1684.

La grande incisure ou externe est presque perpendiculaire à l'axe du conduit auditif; la petite ou interne est un peu oblique; ces lacunes sont fermées par du tissu fibreux qui se continue avec le périchondre : il n'y a point de fibres musculaires contrairement à l'opinion de Santorini et de Hyrtl.

L'extrémité interne du cartilage est épaisse et aplatie (pied du cartilage, Poirier) pour s'insérer au bord externe de l'os tympanal et former une véritable articulation.

La gouttière cartilagineuse est transformée en cylindre par l'adjonction d'une lame de tissu fibreux résistante qui se fixe à l'épine tympanale.

La peau présente quelques particularités propres à cette région. Elle va en s'amincissant à mesure qu'elle est plus profonde et se continue jusque sur le tympan pour former la couche externe; assez lâche dans la portion cartilagineuse, elle est intimement unie au périoste du conduit osseux.

Les poils rudimentaires chez la plupart des sujets, peuvent, chez certains hommes âgés, être très développés et gêner l'exploration des parties profondes; ils manquent dans la partie osseuse du conduit.

Les glandes sébacées, composées chacune de 4 à 5 lobules ou seulement de 2 à 3, siègent dans les couches superficielle et moyenne du derme.

Les glandes cérumineuses qui ont la forme des glandes sudoripares, nombreuses dans la portion cartilagineuse, n'existent pas dans la portion osseuse; elles s'ouvrent, à la surface de la peau, par un conduit spécial (Schwalbe).

Leur produit de sécrétion, le cérumen, est très amer; il est sécrété en quantité plus ou moins grande suivant les individus; tantôt il vient à manquer, comme dans certaines affections de l'oreille, tantôt il est sécrété en plus grande abondance et forme de véritables bouchons qui obstruent le conduit.

Son amertume et sa viscosité empêchent les petits animaux de pénétrer dans la profondeur du conduit, si les poils qui en garnissent l'entrée ne suffisent pas.

Au niveau de la paroi supérieure, la peau du conduit, sous la forme d'une bande de 2 à 3 millimètres d'épaisseur, se dirige en dedans vers la membrane du tympan; cette bande cutanée contient des glandes sébacées et cérumineuses, des poils jusqu'au voisinage du tympan.

Rapports. — Les rapports du conduit auditif sont des plus importants à connaître au point de vue clinique.

La forme ovalaire ou circulaire du conduit fait que ses

parois ne sont pas nettement limitées, mais se fondent graduellement de l'une dans l'autre ; la paroi postérieure est aussi un peu supérieure et la paroi opposée est encore antéro-inférieure et non franchement antérieure.

La paroi supérieure correspond à la fosse moyenne du crâne dont elle est séparée par une épaisseur variable de tissu osseux. Les deux lames de tissu compact, qui forment : l'une, la paroi du conduit ; l'autre, la surface de la cavité

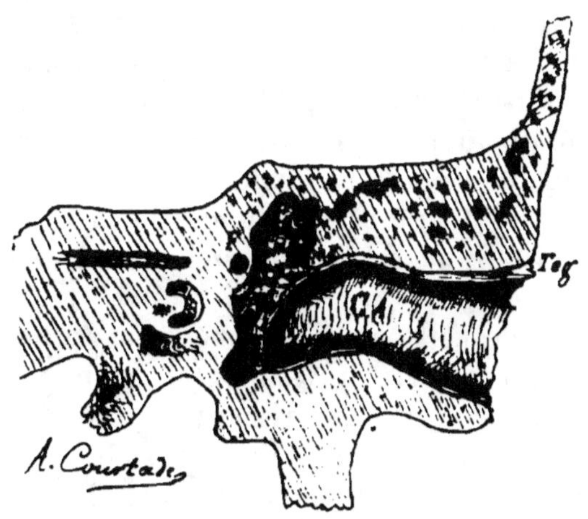

Fig. 3. — Coupe frontale du temporal droit passant par le milieu du conduit auditif (grandeur naturelle).

CA, conduit auditif externe ; — T, membrane du tympan ; — M, tête du marteau ; — L, ligament supérieur ; — E, ligament externe ; — F, canal de Fallope ; — K, Corde du tympan ; — A, tendon du tenseur tympanique ; — + repli muqueux allant de la tête du marteau à la paroi externe ; — Ma, marge tympanique ; — C, coupole ou attique ou logette des osselets ; — Teg, téguments recouvrant la portion osseuse du conduit auditif.

crânienne sont séparées par du tissu osseux aréolaire, véritables cellules pneumatiques, de dimensions très variables qui s'étendent en dehors jusqu'à l'écaille du temporal et en dedans communiquent avec la cavité de la caisse.

Cette disposition explique comment une otite moyenne purulente peut se faire jour sur la paroi supérieure du conduit en passant par ce tissu osseux aréolaire, ou fuser du côté de la cavité crânienne en détruisant par carie la lamelle osseuse qui limite la boîte du cerveau.

Par contre, une ostéite de cette paroi peut déterminer par contiguïté une méningite.

La paroi antérieure, extrèmement mince près du tympan (1 à 2 millimètres), a environ 3 millimètres sur le bord externe qui s'articule avec le cartilage du conduit ; cette paroi répond à la cavité glénoïde du maxillaire inférieur.

C'est précisément la cavité glénoïde qui détermine cette convexité de la paroi antérieure qui retient la lumière du conduit auditif. De plus, la capsule articulaire du condyle maxillaire s'insère à la portion cartilagineuse du conduit : aussi, quand il survient une otite intense, la mastication est douloureuse ou même impossible. En introduisant un doigt dans le conduit auditif, on sent aisément que le condyle se déplace pendant les mouvements du maxillaire. On peut ainsi agrandir le diamètre horizontal de la portion externe du conduit en faisant ouvrir la bouche pendant l'examen de l'oreille.

La minceur de cette paroi antérieure explique la fracture par chute ou coup porté sur le menton, et la pénétration du condyle dans le conduit (Baudrimont).

La scissure de Glaser établit la limite de l'os tympanal et du rocher ; elle est située en avant et en haut de la paroi.

L'existence des incisures de Santorini permet au pus de fuser du méat externe dans la parotide ou vice versa.

La paroi inférieure présente les mêmes considérations pathologiques que la précédente.

La paroi postérieure est formée par l'apophyse mastoïde doublée de la lame osseuse développée aux dépens de l'os tympanal ; elle présente la fissure tympanico-mastoïde, par laquelle passent le rameau auriculaire du pneumogastrique et de fins vaisseaux qui font communiquer les vaisseaux des cellules mostoïdiennes avec ceux du conduit.

La lame de tissu compact qui sépare le conduit auditif des cellules pneumatiques de l'apophyse mastoïde a une épaisseur variable, qui souvent n'est que de 2 à 3 millimètres ; cette paroi est souvent détruite par le pus que renferme l'apophyse dans la mastoïdite.

Vaisseaux et nerfs. — Les artères du conduit auditif

sont représentées par les auriculaires antérieures, et la postérieure.

La maxillaire interne fournit l'auriculaire profonde.

Les veines se réunissent à celles de la parotide pour se jeter dans la jugulaire externe ou dans les plexus maxillaire et ptérygoïdien.

Les lymphatiques manquent dans la portion profonde du conduit; ils vont se rendre dans les ganglions mastoïdiens et parotidiens.

Le plexus cervical fournit la branche auriculaire qui se termine dans la partie la plus externe du conduit ; les filets issus de l'auriculo-temporal traversent le conduit cartilagineux.

Les filets du pneumo-gastrique se terminent dans les parois antérieures et supérieures du conduit et à la membrane du tympan.

Vices de conformation. — On peut observer un élargissement excessif, un canal double, soit par cloisonnement vertical (Velpeau), soit par dédoublement par une lame horizontale (Bernard).

Il peut y avoir rétrécissement au niveau de la portion osseuse ou de la portion membraneuse.

Robb, Hessler ont vu des cas d'absence complète du conduit, Welcker l'a vu se terminer en cul-de-sac près de la conque.

PHYSIOLOGIE DU CONDUIT AUDITIF

Le conduit auditif conduit les ondes sonores ; il agit d'abord comme canal ouvert dans lequel les ondes pénètrent facilement, puis comme tube dont les parois sont susceptibles de vibrer, vibrations qui se transmettent au tympan.

Les sinuosités du conduit ont pour effet de mettre l'oreille moyenne à l'abri des variations, quelquefois très brusques, de la température ou des courants d'air.

La longueur du conduit ne modifie pas l'audition. M. Gellé adapte au méat un tube de caoutchouc, et constate qu'on ne peut plus indiquer d'où vient le son. Sans doute, mais dans cette expérience, il supprime simplement les fonctions du pavillon : nous verrons, du reste, comment l'orientation se fait.

Si, au lieu d'un tube de caoutchouc souple, on adapte un tube métallique, les bruits extérieurs sont perçus avec une intensité extraordinaire : cela tient en partie aux vibrations du tube lui-même qui s'ajoutent aux vibrations aériennes.

Il ne faut pas oublier que tout conduit vibre sous l'influence de certains sons. Helmoltz a reconnu que le conduit auditif vibre en sa qualité de tube élastique. Kœnig a trouvé qu'il renforce les sons du mi_6 au sol_6. Ce serait là l'explication de cette impression, désagréable à tant de personnes, qui est produite par le grincement de la craie sur un tableau noir, la section d'un bouchon.

Il est un phénomène qui se présente souvent en clinique et qui sert au diagnostic, c'est le suivant :

Si l'on applique sur le milieu du crâne un diapason qui vibre, on perçoit un son unique ; mais si l'on ferme légèrement le méat avec le doigt, le son est mieux perçu de ce côté que de l'autre : la perception s'est latéralisée ; bien mieux, quand le son du diapason est tellement affaibli qu'il n'est plus entendu, on peut le percevoir à nouveau en fermant le méat.

Quelle interprétation donner à ce phénomène ?

Lucæ pense que l'obturation du méat refoule le tympan et augmente ainsi légèrement la pression labyrinthique.

L'expérience a démontré le bien-fondé de cette assertion, quand le méat est fermé directement avec le doigt ; mais l'augmentation de pression labyrinthique ne se produit pas quand on ferme le conduit, prolongé par un tube de caoutchouc qu'on pince à son extrémité.

Hinton est d'avis que le renforcement du son est dû au défaut de l'écoulement en dehors des ondes sonores, quand on ferme le conduit.

Il est probable que l'une et l'autre de ces causes agissent dans des proportions inégales pour renforcer le son crânien.

Quelle que soit l'explication adoptée, il faut retenir ce fait capital, que, lorsque le conduit auditif est obstrué en partie ou en totalité, un corps sonore appliqué sur le crâne est plus fortement perçu du côté atteint que de l'autre, abstraction faite, bien entendu, de certaines lésions de l'oreille moyenne ou interne.

C'est sur ces données de physiologie expérimentale qu'on se base pour diagnostiquer le siège, le degré de la lésion auriculaire; telles sont les épreuves de Weber, de Rinne, de Bing, que je décrirai plus tard.

MEMBRANE DU TYMPAN

Le tympan est un diaphragme membraneux qui sépare l'oreille externe de l'oreille moyenne. Par sa face externe et sa situation, elle appartient à la première; mais, par ses fonctions elle appartient à l'oreille moyenne.

Sa situation, par rapport à l'axe du conduit auditif, présente des différences sensibles, suivant les individus.

Encadré dans l'os tympanal, comme un verre de montre dans sa rainure, le tympan, au niveau de l'échancrure écailleuse, est remplacé par la membrane flaccide de Schrapnell qui le continue. Cette échancrure a 2 à 5 millimètres de long sur 2 millimètres de hauteur.

La forme du tympan est à peu près celle d'un cercle; mais, au point de vue géométrique pur, elle est ovalaire ou elliptique ou bien a la forme d'un cœur.

Quant à sa grandeur apparente, à l'examen du malade, elle est très variable et dépend de son obliquité, et de la forme du conduit.

Il résulte, des recherches de Politzer, que son grand diamètre, un peu oblique en bas et en avant, est de 9 millim. 1/2 à 10, et son diamètre horizontal de 8 millim. 1/2 à 9.

Les recherches et les mensurations de Trœltsch ont montré que, chez les fœtus de onze semaines, le tympan représente la 28e partie de la longueur du corps; chez le nouveau-né le tympan présente presque les mêmes dimensions que chez l'adulte.

Mais, au point de vue objectif, il paraît beaucoup plus petit à cause de l'étroitesse du conduit et de l'obliquité du tympan. L'obliquité du tympan par rapport au conduit est telle qu'il forme, avec les parois supérieure et postérieure de ce canal, un angle obtus d'environ 140 degrés (Trœltsch). L'angle aigu que forme le tympan avec la paroi inférieure du conduit dépend de l'abaissement plus ou moins prononcé de cette paroi, suivant les individus; c'est ce qui explique les divergences quant aux chiffres : de 25 à 50 degrés. Cet angle serait, d'après Hyrtl, de 50 degrés.

On trouve des sujets chez lesquels le tympan est presque vertical. Bonnafont, Schwartze, Trœltsch, Lucæ, Politzer ont trouvé cette disposition chez les individus doués d'une oreille musicale. Chez certains dégénérés, au contraire, l'obliquité est plus prononcée qu'à l'état normal par défaut de développement de la base du crâne. Virchow admet une certaine liaison entre la surdi-mutité par arrêt de développement de l'oreille moyenne et le crétinisme.

C'est à l'obliquité du tympan qu'est due la longueur inégale des différentes parois du conduit auditif. Si l'on fait tomber du pôle supérieur du tympan une perpendiculaire sur la paroi inférieure du conduit, le pied de cette ligne est à 6 millimètres du bord inférieur du tympan chez l'adulte et à 8 ou 9 millimètres chez le nouveau-né (Trœltsch).

C'est pour cela que les injections de liquide dans le méat doivent être dirigées le long des parois supérieure ou postérieure, de façon que le jet rencontre le tympan, suivant un angle oblique qui rend la percussion moins pénible.

La dépression que forme le sinus prétympanique, si elle est un peu accusée, est difficile à explorer et à nettoyer; le pus y séjourne facilement, et l'on ne peut le retirer qu'avec un stylet légèrement coudé à son extrémité.

Le tympan est loin d'être horizontal chez le nouveau-né, comme le pensaient certains auteurs; Pollak, Politzer, Symington ont démontré que cette assertion était fausse. Ce qui est vrai, c'est que le tympan continue la direction oblique en bas de l'écaille du temporal.

Au point de vue pratique, le tympan très peu incliné paraîtra plus grand; si, au contraire, il est très oblique il semble ovale et plus petit.

Chez l'adulte, la couleur du tympan peut être comparée à celle de la baudruche ou encore mieux à celle d'une lame de mica; chez le jeune enfant et le vieillard, il est un peu plus blanc parce que, chez le premier, la couche cutanée est plus épaisse et chez le second à cause de l'altération sénile des éléments anatomiques.

La couleur du tympan présente quelque différence suivant la nature du foyer lumineux; c'est affaire de pratique que connaître les différents aspects que peut présenter le tympan à l'état normal.

Le tympan ne présente pas une surface plane, mais légèrement excavée en entonnoir; le centre, qui est plus déprimé, porte le nom d'ombilic. Le terme d'ombilic a été aussi appliqué à la saillie que fait l'apophyse externe du marteau à la surface du tympan; mais la première acception seule a prévalu.

A l'examen, on constate, suivant un des rayons antéro-supérieurs, une ligne blanche qui est formée par le manche du marteau, dont l'extrémité inférieure est un peu élargie et qui se termine en haut, objectivement, par une saillie très blanche : la courte apophyse du marteau. Cette saillie constitue un point de repère capital pour s'orienter, quand le manche a disparu par suite du gonflement des diverses couches du tympan; c'est pour le tympan ce que la papille est à l'œil.

De la courte apophyse partent, en avant et en arrière, deux plis plus ou moins marqués, qui deviennent beaucoup plus saillants dans certains états pathologiques; ils se présentent alors sous la forme de cordons saillants, gris, tendineux. De l'apophyse externe s'élèvent encore vers les extrémités de l'échancrure de Rivinus, deux lignes blanc grisâtre, décrites pour la première fois par Prussak et qui limitent de chaque côté la membrane de Schrapnell.

Nous décrirons plus tard le triangle lumineux, ce qui nous dispense d'en faire la description actuellement.

La face interne du tympan reproduit exactement la forme de la face externe avec la saillie du manche du marteau qui est en relief dans la presque totalité de son épaisseur.

L'épaisseur du tympan est, d'après Henle, de 1/10 de millimètre; à l'état pathologique cette épaisseur subit de grandes variations : tantôt elle est diminuée, tantôt elle est augmentée dans des proportions considérables.

A l'état normal, le tympan est assez élastique pour pouvoir s'appliquer sur le promontoire; la distension qu'il éprouve peut aller au cinquième et même au tiers de sa surface (Gruber).

Cet état, désigné sous le nom de flaccidité du tympan, s'observe dans les anciennes obstructions de la trompe d'Eustache.

Quoique mince, le tympan est très résistant et peut supporter une pression équivalant à plus de deux atmosphères (Schmidekam et Hensen). Mais, à l'état pathologique, une pareille pression pourrait en amener la rupture, surtout si elle était brusque. C'est précisément cette dernière condition qui se réalise, quand un soufflet violent, ferme hermétiquement le méat et y comprime l'air à une forte pression.

Si, avec le spéculum de Siegle, on produit alternativement la compression et la raréfaction de l'air contenu dans le conduit auditif externe, on peut étudier la mobilité du tympan et par l'amplitude de ses mouvements reconnaitre s'il est normal ou pathologique.

Ces variations de pression de l'air agissent encore plus facilement sur la membrane de Schrapnell, plus mince que le tympan et libre de toute attache.

Structure du tympan. — Le tympan est formé de trois couches superposées : une couche cutanée ; une couche de fibres propres ; enfin la couche muqueuse.

La couche cutanée n'est que la continuation de la peau qui recouvre la portion osseuse du conduit auditif. Le derme, très mince, est formé de fibres conjonctives enchevêtrées qui accompagnent surtout les vaisseaux et les nerfs.

Nous avons signalé, sur la paroi supérieure du conduit auditif, une bande de peau de 3 à 4 millimètres de large et 2 à 3 millimètres d'épaisseur, qui, arrivant au pôle supérieur du tympan, descend directement jusqu'à l'extrémité inférieure du manche du marteau où elle s'épanouit.

La direction oblique du manche fait qu'il est séparé de cette bande cutanée tympanique par un espace triangulaire dont la base est dirigée en haut.

Cette bande, ou rayon cutané, est formée par du tissu conjonctif, des fibres élastiques (fibres descendantes de Prussak) qui accompagnent le faisceau vasculo-nerveux qui se termine au tympan. Kessel y aurait trouvé quelques glandes et des papilles.

La couche propre du tympan est fibreuse et se compose de deux lames, distinctes par la direction des fibres; la couche externe à fibres radiées et la couche interne à fibres circulaires. Ces fibres se raprochent beaucoup des fibres du tissu tendineux tant au point de vue microscopique qu'à la façon dont elles se comportent à l'égard des réactifs chimiques (Helmoltz).

A la périphérie du tympan, on trouve une partie plus épaisse, plus blanche qu'on a appelée anneau tendineux (Arnold), bourrelet annulaire (Gerlach).

De l'anneau tendineux partent les fibres radiées qui se dirigent, celle de la moitié inférieure du tympan, vers l'extrémité en spatule du manche du marteau à laquelle elles sont intimement attachées, et celles des segments antérieur et postérieur vers les bords correspondants du manche.

La forme radiée de cette couche n'est pas le résultat de la disposition rayonnée de chacune de ses fibres, comme on pourrait le croire en examinant à un faible grossissement; elle est due à la rencontre et l'entre-croisement de fibres qui viennent obliquement des deux côtés opposés et qui s'entrelacent de façon à produire des rayons, ce qui donne à un fort grossissement une figure rhomboïdale (Trœltsch).

Le plan interne est formé de fibres circulaires, concentriques, peu abondantes au niveau de l'anneau tympanique, très serrées et en couches multiples pour constituer l'anneau tendineux ou bourrelet annulaire; puis elles arrivent par cercles concentriques jusque vers le manche qu'elles enserrent.

Il est une particularité qu'il est bon de connaître, c'est que l'anneau tendineux, qui a une épaisseur double de celui du tympan, ne part pas de l'os tympanal, mais en est séparé par un léger intervalle; que l'attache du tympan à l'os est donc plus fragile que si l'anneau s'y insérait directement.

En clinique, on observe précisément ce décollement du tympan au sillon de l'os tympanal; les perforations qui en résultent sont longues et difficiles à guérir.

Les deux couches de fibres radiées et circulaires sont

séparables jusqu'au manche du marteau, où elles se réunissent pour entourer de toute part le 1/3 inférieur de cet osselet ; plus haut, les fibres se fixent seulement à la face externe du manche, de sorte qu'il proémine du côté de la caisse.

Entre les fibres on trouve de nombreuses cellules fusiformes à prolongements multiples et à noyau. Ce sont des corpuscules du tissu conjonctif, dont les prolongements s'anastomosent entre eux pour constituer un système de canaux qui joue un grand rôle dans la nutrition de cette membrane. Il y a une certaine analogie entre ces cellules de Trœltsch et celles que l'on trouve dans la cornée.

Everard Home a trouvé des fibres musculaires dans le tympan.

La couche profonde est constituée par la muqueuse qui tapisse la caisse. Très adhérente à la lame de fibres circulaires, elle est formée d'une couche très mince de tissu conjonctif recouverte par des cellules épithéliales pavimenteuses non ciliées.

Gerlach a trouvé sur la muqueuse des papilles très nombreuses chez le nouveau-né, beaucoup moins chez l'adulte, papilles qui sont, les unes en massue, d'autres cylindriques, et qu'on peut apercevoir quelquefois en examinant un tympan dans l'eau, dans une direction oblique.

La membrane flaccide de Schrapnell présente une structure toute différente ; là, pas de couches déterminées de fibres, mais des fibres entre-croisées dans tous les sens, formant une sorte de feutrage recouvert d'un côté par la peau, de l'autre, par la muqueuse.

Il est important de savoir que cette région est le lieu de passage du faisceau vasculo-nerveux qui va de la paroi supérieure du conduit au tympan.

En 1652, Marchetti découvrit une ouverture qui faisait communiquer le conduit auditif externe avec la caisse du tympan : c'est le trou de Rivinus décrit d'une façon toute différente par les auteurs et il ne peut en être autrement puisque cette ouverture est le résultat d'une déchirure spontanée qui survient sur les préparations desséchées ; aussi les uns la placent au milieu du tympan, d'autres à sa partie supérieure. Son existence mise en doute par Ruysch et Valsava

(1704) a été de nouveau admise par Bochdalek (1),qui l'a trouvée si étroite qu'il faut plusieurs heures de patientes recherches pour la trouver.

On admet aujourd'hui que la cloison est absolument complète et que ladite perforation de Rivinus est purement artificielle.

Vaisseaux. — Le tympan reçoit des artères par sa face cutanée et par sa face muqueuse.

Les artérioles externes sont fournies par l'auriculaire profonde branche de la maxillaire interne ; elles suivent la bande cutanée, arrivent sur le tympan par son pôle supérieur et viennent autour de l'extrémité inférieure du manche, où elles s'anastomosent avec les branches périphériques.

Les artérioles de la face muqueuse proviennent de la tympanique, branche de la maxillaire interne et de la stylo-mastoïdienne.

Les veines de la couche cutanée vont se jeter dans la jugulaire externe ; celles de la face muqueuse se rendent les unes dans un plexus veineux situé entre la trompe et l'articulation temporo-maxillaire, les autres dans les sinus par l'intermédiaire des veines de la dure-mère.

Cette anastomose peut, par elle seule, être le point de départ de phlébites des sinus dans les otites purulentes.

Si l'on étudie plus minutieusement la distribution des vaisseaux du tympan, on constate que la branche artérielle cutanée est accompagnée de deux troncs veineux, formant, par places, un plexus. Les vaisseaux s'anastomosent avec un réseau périphérique qui provient des vaisseaux de la muqueuse de la caisse.

Prussak (2) a observé que certaines branches artérielles se continuent directement avec les veines, d'autres traversent les couches du tympan et vont s'anastomoser avec le cercle vasculaire périphérique.

Les lymphatiques du tympan présentent, d'après Kessel (3),

1. *Prager Vierteljahrsschrift*, 1886.
2. Contribution à la physiologie et à l'anatomie de la circulation du sang dans la caisse du tympan. Société royale des sciences de Saxe, 1888.
3. Strickers's Handbuch der Lehre von den Geweben, 1870.

5 couches qui s'anastomosent entre elles. Les fibres propres du tympan, en s'entre-croisant, formeraient un système de cavités, revêtues de cellules épithéliales, qui s'ouvriraient du côté de la muqueuse par des espèces de stomates.

Nerfs. — Le tympan est très riche en nerfs qui proviennent de l'auriculo-temporal et du pneumogastrique, pour la couche cutanée, et du plexus tympanique pour la face muqueuse.

Kessel a trouvé un plexus nerveux abondant autour des vaisseaux et çà et là des renflements noueux. Dans les cellules profondes de l'épiderme se trouve un deuxième plexus, muni de cellules multipolaires dont le mode de terminaison est inconnu.

Du côté muqueux, Gerlach a observé des fibres nerveuses sans substance médullaire qui communiquent avec le plexus cutané.

Cette richesse du tympan en filets nerveux explique l'exquise sensibilité de cette membrane et les réflexes nombreux dont elle est le point de départ.

DE LA CAISSE DU TYMPAN

En dedans de la membrane du tympan, se trouve une cavité qui continue le conduit auditif externe, mais dont les diamètres sont beaucoup plus grands que ceux de ce dernier, de sorte que cette cavité déborde de toutes parts les parois du méat externe ; cette cavité est la caisse du tympan.

D'un côté, elle communique avec l'arrière-cavité des fosses nasales par l'intermédiaire de la trompe d'Eustache ; de l'autre, avec une masse osseuse ; l'apophyse mastoïde, qui est creusée de cavités plus ou moins spacieuses remplies d'air.

Entourée de toute part par la substance osseuse, sauf en dehors, où elle est fermée par le tympan, la caisse qui, avec tous les organes qu'elle contient, porte le nom d'oreille moyenne, est le siège le plus fréquent des maladies qui envahissent l'organe auditif.

La caisse du tympan a une forme assez irrégulière, que l'on a comparée à celle d'un tambour, d'où elle tire son

nom de caisse, à un hexaèdre irrégulier (Trœltsch), à un
prisme (Henle), à un coin (Merkel). La comparaison la plus
exacte serait celle de M. Poirier, qui la compare à une len-
tille biconcave dont le bord, au lieu d'être rond, formerait
un carré irrégulier.

La direction de la caisse est celle du tympan, c'est-à-dire
que son diamètre horizontal est oblique de dehors en dedans

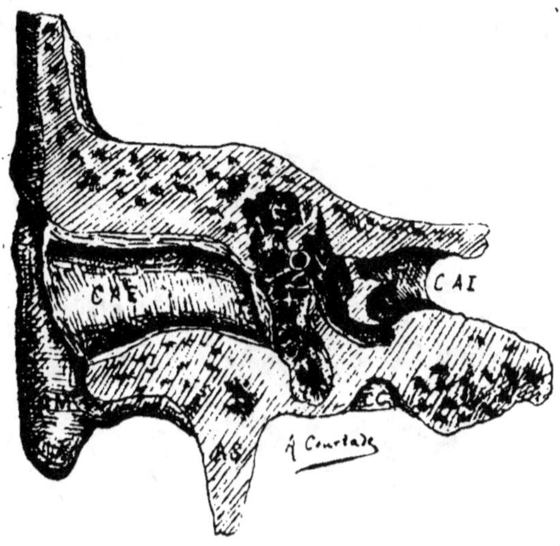

Fig. 4. — Coupe frontale du temporal passant un peu en arrière de l'axe
du conduit auditif. Face postérieure (grandeur naturelle).

Cae, conduit auditif externe ; — AM, apophyse mastoïde ; — AS, apophyse styloïde ; — CC, entrée du canal carotidien ; — CAI, conduit auditif interne ;
— V, vestibule ; — +, étrier et au-dessus le canal de Fallope ; — P, promontoire ; — A, aditus ad antrum ; — T, lambeau postérieur du tympan.

et d'arrière en avant, son diamètre vertical oblique de dehors
en dedans et de haut en bas.

Les parois de la caisse du tympan, comme celles du conduit auditif, ne sont pas nettement limitées. Pour la commo-
dité de la description, on lui décrit 6 faces ou parois.

Paroi externe. — La paroi externe est formée dans les
quatre septièmes de son étendue par la membrane du tympan
et dans les trois septièmes par du tissu osseux (Tillaux).

Au-dessus du tympan, cette paroi osseuse est lisse dans sa
partie inférieure, mais pourvue de nombreux orifices, qui

conduisent dans l'épaisseur de la paroi supérieure du conduit, dans sa moitié supérieure.

L'angle de réunion de cette portion osseuse avec la paroi supérieure du conduit est généralement aigu; la partie osseuse ainsi délimitée, la marge tympanique, est quelquefois très mince; elle correspond à la membrane de Schrapnell et à un système de cavités où l'inflammation se confine souvent; aussi la carie de cette marge tympanique est-elle fréquente dans les cas où existe une perforation de

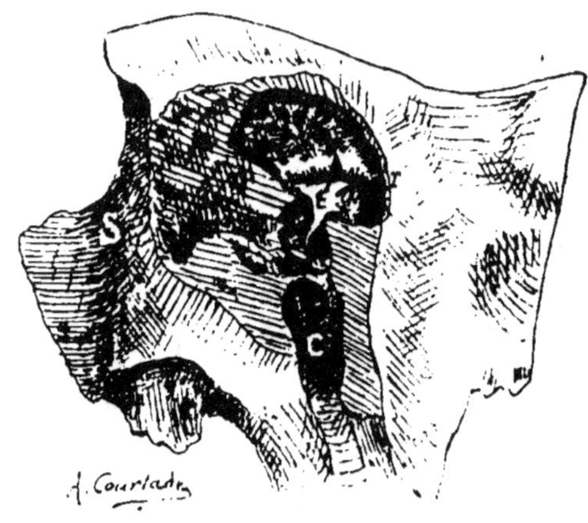

Fig. 5. — Vue de l'intérieur de la caisse du tympan
(paroi externe de l'attique).

A, paroi externe de l'attique ou logette des osselets; — M, marteau; — E, enclume et étrier; — T, toit de la caisse; — C, conduit auditif interne; — S, sinus latéral.

la membrane flaccide; c'est un point clinique qu'il ne faut pas oublier.

Cette partie de la paroi externe qui surplombe le conduit auditif de 2 à 3 millimètres est en rapport avec les têtes du marteau et de l'enclume, auxquelles elle est reliée par des ligaments et des replis.

L'importance de cette région en pathologie lui a valu une désignation spéciale. La partie supérieure ou osseuse de la caisse a été appelée attique par les Américains, coupole (Hartmann), logette des osselets (Gellé), sus-cavité, récessus épitympanicus.

En bas, la paroi externe de la caisse dépasse le bord inférieur du tympan de 1 à 2 millimètres, tandis qu'au-dessus du tympan cette paroi osseuse a 6 à 7 millimètres de hauteur.

La fissure de Glaser ou pétro-tympanique, qui vient s'ouvrir dans le haut de la paroi externe, donne passage au ligament antérieur du marteau et à l'artère tympanique.

Paroi interne. — Juste en regard de la membrane du tympan, se trouve la paroi interne qui est, non plane, mais convexe; on ne saurait la mieux comparer qu'à un sein peu développé. Elle forme ainsi le promontoire dont la partie la plus proéminente correspond à l'extrémité inférieure du manche du marteau, mais un peu en arrière.

Dans le sens du rayon inférieur, se trouve une gouttière creusée dans l'épaisseur de l'os pour abriter le nerf de Jacobson, branche du glosso-pharyngien et qui se subdivise en plusieurs sillons qui logent chacun un rameau de ce nerf. L'un se dirige en arrière vers la fenêtre ronde, un deuxième vers la fenêtre ovale, un troisième en haut et en avant vers la gouttière du nerf pétieux et un quatrième directement en avant vers la trompe d'Eustache.

Dans le haut de la paroi interne et un peu en arrière, on trouve un orifice ovalaire que l'on a comparé avec juste raison à un rein ou à un haricot; c'est la fenêtre ovale ou vestibulaire qui est fermée par la base de l'étrier.

Le grand axe de la fenêtre ovale, horizontal ou un peu oblique en bas et en arrière, a 3 millimètres de long, tandis que le petit axe vertical n'a que 1 millim. 5. Le bord supérieur décrit une courbe elliptique à concavité inférieure, le bord inférieur est très légèrement convexe en haut. Cette fenêtre ovale n'est pas de niveau avec la face interne de la caisse, mais se trouve au fond d'une cavité appelée niche de la fenêtre ovale ou fosse ovale, qui a environ 3 millimètres de profondeur. La base de l'étrier est reliée aux bords de la fenêtre pour fermer le vestibule.

A environ 2 millimètres plus en arrière et à l'extrémité postérieure du diamètre horizontal qui passerait par le sommet du promontoire, on trouve un autre orifice; c'est la fenêtre ronde ou cochléenne, qui a 1 millim. 5 à 3 millimètres de diamètre.

Comme la précédente la fenêtre ronde est située au fond d'une fosse à rebords saillants et se trouve fermée par une membrane plane, transparente, appelée tympan secondaire.

Comme le tympan principal, cette membrane est formée de 3 couches : une muqueuse, une fibreuse et une couche interne formée par le périoste de la rampe tympanique

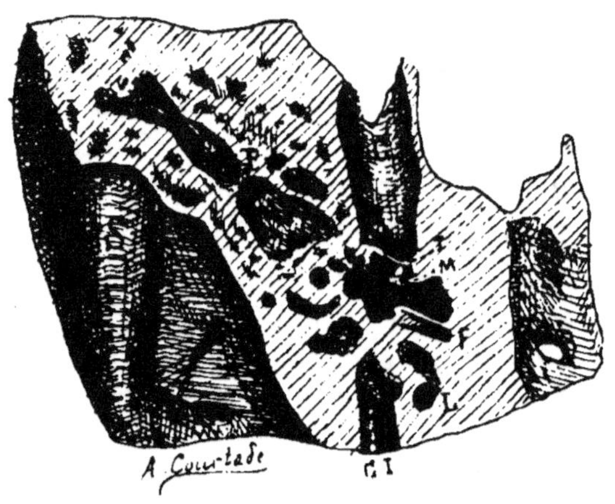

FIG. 6. — Section horizontale du temporal passant au niveau du col du marteau (grandeur naturelle).

C, conduit auditif interne ; — I, membrane du tympan ; — M, col du marteau ; —F, coupe oblique du canal de Fallope ; — L, coupe du limaçon ; — Cl, conduit auditif interne ; — S, sinus latéral.

(Ribes). La fenêtre ovale n'est fermée que par le périoste du vestibule.

En arrière des 2 fenêtres existe une fosse assez profonde que Huguier a appelée cavité sous-pyramidale et M. Poirier, sinus tympanique, qu'il ne faut pas confondre avec le sinus prétympanique qui appartient au conduit auditif.

Cette fosse, qui résulte de la rencontre des faces postérieure et interne de la caisse, est assez profonde et peut communiquer avec le vestibule par des orifices fermés seulement par la muqueuse de la caisse et le revêtement du vestibule.

Une saillie osseuse arrondie la sépare d'un côté de la fosse ovale, de l'autre, de la fenêtre ronde placée au-dessous.

Sur une coupe frontale du temporal passant par la fenêtre ovale, on voit que le bord supérieur de cette fenêtre est limité par un canal à section arrondie : c'est le canal de Fallope, qui contient le nerf facial.

La paroi supérieure de ce canal est englobée dans du tissu osseux très compact, mais ses parois antérieure et inférieure sont extrêmement minces ; elles n'ont pas plus de quelques 10es de millimètre d'épaisseur et, souvent même, elles présentent de petites perforations qui laissent passer des petits rameaux vasculaires qui proviennent de l'artère stylo-mastoïdienne et qui vont se répandre dans la muqueuse de la caisse.

Cette disposition anatomique permet d'expliquer les nombreux cas de paralysie faciale qui surviennent dans le cours de l'otite suppurée, soit par ostéite des parois de l'aqueduc, soit par simple névrite, sans lésion osseuse appréciable.

A 1 millimètre au-dessus et un peu en avant du canal de Fallope se trouve le canal semi-circulaire horizontal.

Il est creusé dans l'épaisseur du tissu osseux compact et se trouve ainsi à l'abri des inflammations qui partent de la caisse.

Il faut se rappeler que ces canaux sont à environ 15 millimètres ę 17 millimètres de la face externe de l'apophyse mastoïde et que, dans la trépanation de cet os, il n'est pas prudent de pénétrer au delà de 14 à 15 millimètres sans s'exposer à léser un de ces canaux.

Paroi supérieure. — La paroi supérieure ou toit de la caisse est formée par une mince lame osseuse de tissu compact qui fait partie de la face antérieure de la pyramide et qui se prolonge en dehors jusqu'à la portion écailleuse du temporal à laquelle elle est unie par la suture pétro-squameuse. Par cette suture, chez le nouveau-né passent des cordons de tissu conjonctif et des vaisseaux qui, de la dure-mère, viennent communiquer avec les vaisseaux de la caisse ; cette relation directe qui existe entre les méninges et la caisse, explique la facilité avec laquelle l'inflammation se propage de la caisse au cerveau. Chez l'adulte cette suture serrée, très dense, laisse à peine passer quelque faisceaux de tissu conjonctif; de plus, les connexions vasculaires sont rompues. L'épaisseur de cette paroi supérieure ne dépasse pas quelques millimètres et, dans certains cas, elle est assez mince pour être transparente.

Hyrtl (1) et avant lui Toynbee avaient attiré l'attention sur des lacunes osseuses qui faisaient communiquer directement la voûte crânienne avec la caisse. Hyrtl a appelé cette dis-

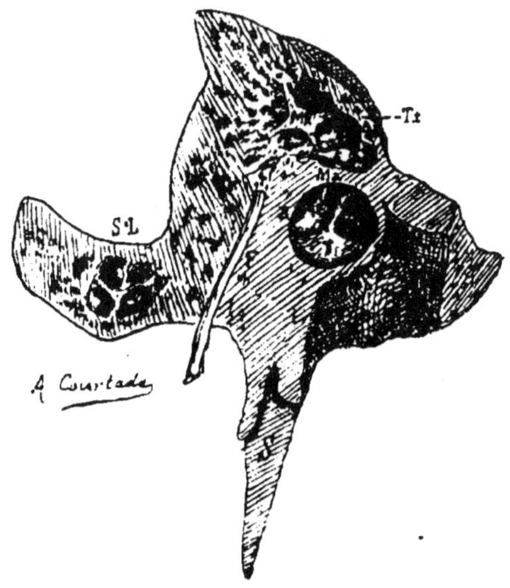

Fig. 7. — Coupe antéro-postérieure du temporal passant au-devant de la membrane du tympan dont la moitié supérieure est enlevée (grandeur naturelle).

F, nerf facial dont la direction en haut est indiquée par un pointillé; — S, apophyse styloïde; — T, lambeau inférieur du tympan; — Ma, marge tympanique; — E, enclume; — M, marteau; — Tt, toit de la caisse ou tegmen tympanique; — Mk, repli muqueux tendu à l'entrée de l'aditus ad antrum; — R, fenêtre ronde; — SL, sinus latéral.

position : déhiscence spontanée du toit du tympan; elle est probablement due à un arrêt de développement et non à l'usure par les granulations de Pacchioni, comme le croyait Luschka.

Vous comprenez combien cette anomalie prédispose aux

1. De la déhiscence spontanée de la voûte du tympan. — Comptes rendus de l'Académie de Vienne, 1858, vol. XXX, n° 16.

complications cérébrales dans le cours des otites moyennes aiguës. D'ailleurs, dans tous les cas, la paroi supérieure du tympan est un *locus minoris resistantiæ* de la caisse et c'est le plus souvent la carie de cette partie qui est le point de départ des abcès cérébraux ou méningés.

Dans certains cas, de la paroi supérieure part une petite saillie osseuse qui surplombe la tête du marteau au ligament supérieur duquel elle donne attache, comme vous pouvez le voir sur cette préparation.

Paroi inférieure. — Autant les parois que nous avons étudiées sont relativement planes, lisses, autant celle-ci est rugueuse. Elle est en contre-bas de la paroi inférieure du conduit d'environ 2 à 3 millimètres, de sorte que le pus a de la tendance à y séjourner, d'autant plus qu'elle est inégale et accidentée.

Dans sa partie postérieure, cette paroi n'est séparée du golfe de la veine jugulaire que par une lamelle osseuse, mince, transparente, qui peut présenter, comme la paroi supérieure, des déhiscences (Friedlowsky). Le voisinage d'un pareil tronc vasculaire crée donc un danger sérieux dans les otites suppurées chroniques.

En dedans, cette paroi inférieure n'est séparée du canal carotidien que par une lame osseuse de 1 millimètre d'épaisseur environ; cette lame peut être atteinte par la carie, et cela d'autant plus aisément qu'elle se trouve au point où la stagnation du pus a le plus de tendance à se produire.

Il faut ajouter que le nerf tympanique, branche du glosso-pharyngien, traverse la lame osseuse qui sépare le golfe jugulaire de la caisse. De plus, le nerf vague, le glosso-pharyngien et l'accessoire de Willis sortent de la cavité crânienne par le trou jugulaire; le nerf hypoglosse se trouve tout près de la partie supérieure de la veine; il est donc facile de comprendre que ces nerfs peuvent subir l'influence de la pression qu'exercerait un thrombus volumineux de la jugulaire (Trœltsch).

Le voisinage des gros vaisseaux explique pourquoi les anémiques perçoivent les bruits de souffle qui se passent dans ces vaisseaux (Trœltsch).

Paroi antérieure. — Cette paroi est représentée par une surface oblique qui vient se terminer à l'ouverture tympanique de la trompe d'Eustache, au-dessus de laquelle se trouve le canal du muscle tenseur du tympan.

Elle est séparée du canal carotidien par une lame osseuse qui est quelquefois déhiscente.

A ce niveau, la carotide est entourée par un sinus veineux, comme l'a montré Rektorzik (1), sinus dans lequel vont se jeter les veines de la muqueuse tympanique; de plus, des petits filets nerveux traversent cette paroi, ce qui contribue à en affaiblir la résistance.

L'ouverture de la carotide par ulcération de sa paroi n'est pas très rare dans le cours des otorrhées chroniques; cette complication est toujours mortelle.

Le canal du tenseur du tympan n'est séparé du canal osseux de la trompe d'Eustache que par une cloison osseuse extrêmement mince qui, quelquefois, n'est pas complète. Dans la caisse, ce canal, situé à la réunion des parois interne et supérieure, se termine au-dessous et en avant de l'aqueduc de Fallope par une extrémité qui se coude brusquement en avant et forme le bec de cuiller (rostrum cochleare) par lequel passe le tendon du muscle interne du marteau.

Par sa terminaison, le canal du tenseur appartient plutôt à la paroi interne de la caisse qu'à la paroi antérieure.

Paroi postérieure. — La paroi postérieure est presque perpendiculaire à la paroi inférieure; lisse en bas, où elle forme une saillie arrondie, elle se termine en haut par une ouverture triangulaire qui est l'*antrum* appelé aussi *aditus ad antrum*, orifice qui fait communiquer la caisse avec les cellules de l'apophyse mastoïde.

Dans l'angle inférieur de l'antrum se trouve une petite surface recouverte de cartilage, avec laquelle s'articule la courte apophyse de l'enclume.

Immédiatement au-dessous du canal de Fallope, qui la borne en haut, cette paroi présente une saillie conique comparée à une trompe en corne : c'est la pyramide.

1. Wiener acad. Sitzungsberichte, 1858.

Cette saillie est percée d'un canal pour y loger le muscle de l'étrier, dont le tendon, sortant de l'extrémité pointue, se dirige vers la tête de l'étrier.

Le volume, la forme de la pyramide présentent de grandes variations individuelles; quelquefois même la pyramide fait défaut (Huguier).

Un petit filet osseux rattache l'extrémité de la pyramide à l'angle postéro-inférieur de la caisse.

C'est sur cette paroi que l'on trouve l'orifice d'entrée de la corde du tympan, au niveau du tiers moyen de l'anneau tympanique; ce nerf traverse la caisse d'arrière en avant, croise le col du marteau et sort de la caisse par un canal distinct situé entre la scissure de Glaser et la trompe d'Eustache (Huguier).

OSSELETS DE L'OUÏE

Entre le tympan, membrane vibrante, et l'appareil percepteur, contenu dans l'oreille interne, existe une chaîne ininterrompue d'osselets qui relie ces deux parties.

Ces osselets sont au nombre de 3 ou de 4 suivant que l'on regarde l'os lenticulaire comme un os isolé ou comme partie intégrante de l'enclume. Ce sont : le marteau, l'enclume et l'étrier.

Ces osselets sont reliés aux parois de la caisse par des ligaments, entre eux, par des articulations; ils sont mus par de petits muscles spéciaux.

Marteau. — Le premier de ces osselets est le marteau qui a la forme d'une massue coudée vers son milieu sous un angle de 140 degrés.

La tête est un ovoïde légèrement aplati en avant et en arrière; la surface articulaire qui regarde en arrière est limitée en bas par un rebord légèrement saillant que Helmoltz appelle dent d'arrêt du marteau.

Le col est aplati de dehors en dedans ; il est séparé de la courte apophyse par une encoche ; sa longueur est de 1 millimètre, tandis que la tête en a trois.

A l'union du col et du manche, on trouve en avant une

saillie osseuse très développée chez l'enfant; c'est la longue apophyse grêle qui se dirige en avant pour s'engager dans la scissure de Glaser. Chez l'adulte, cette apophyse est atrophiée et on ne trouve à sa place qu'une sorte de moignon auquel vient s'attacher le ligament antérieur du marteau.

L'apophyse courte ou externe résulte de la réunion du col avec le manche sous un angle obtus dont le sommet est en dehors; c'est elle que l'on voit à l'examen du tympan sous la forme d'une saillie blanche.

Le manche du marteau, long de 4 millimètres, est aplati

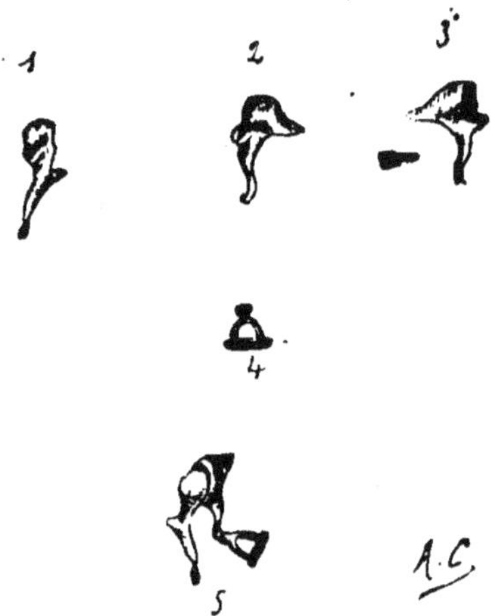

Fig. 8. — Osselets de l'oreille (grandeur naturelle).

1, marteau (face postérieure); — 2, enclume (face externe); — 3, enclume (face interne); — 4, étrier; — 5, chaîne des osselets.

d'avant en arrière dans sa partie supérieure et de dehors en dedans à son extrémité inférieure par suite d'une torsion de 90 degrés autour de son axe; c'est pour cela que l'extrémité semble plus large parce qu'elle se présente sous une de ses faces, bien qu'en réalité elle le soit moins.

Les fibres propres du tympan enveloppent de toute part l'extrémité spatuliforme du manche, mais plus haut les fibres ne s'unissent plus que sur le bord externe du manche qui fait saillie dans l'intérieur de la caisse; son épaisseur est de huit à neuf dixièmes de millimètre.

Gruber (1) avait trouvé des cellules cartilagineuses dans la membrane du tympan, dans toute la hauteur du manche, il avait même décrit les cellules épithéliales de revêtement de cette articulation du tympan avec le manche.

Prussak (2) a repris cette étude et infirmé les résultats de Gruber. Pour lui, ce cartilage appartient à l'os lui-même et pénètre dans son épaisseur. Le cartilage formerait ainsi le tiers ou la moitié de la courte apophyse.

On trouve même chez l'adulte des cellules cartilagineuses dans l'épaisseur du marteau. Ces résultats ont été confirmés par Moos et Brenner.

Enclume. — L'enclume a été comparée avec assez de raison à une molaire dont les racines seraient perpendiculaires l'une à l'autre.

La tête présente une surface articulaire dirigée en avant pour s'articuler avec le marteau; vers son milieu cette surface présente une encoche dans laquelle pénètre la dent d'arrêt du marteau.

De son bord inférieur part la longue apophyse qui a 5 millimètres de long ; elle se dirige en bas parallèlement au manche du marteau et présente à son extrémité dirigée en arrière une surface articulaire qui l'unit à l'os lenticulaire.

L'apophyse courte de forme triangulaire est aplatie de dehors en dedans, se dirige directement en arrière vers l'antre mastoïdien où elle est fixée par des ligaments.

Os lenticulaire. — Cet os, considéré par beaucoup d'auteurs comme une simple épiphyse de l'enclume, est ordinairement soudé à cet os.

Sa face interne est convexe pour s'articuler avec la tête de l'étrier; sa face interne est généralement soudée à l'enclume.

Étrier. — Son nom indique exactement sa forme.

La tête un peu aplatie de haut en bas présente une facette

1. Comptes rendus de la Société impériale de médecine de Vienne, 1867.

2. *Journal central des Sociétés médicales* 1867, — *Arch. für Ohren-heilkünde*, T. III.

plane ou légèrement concave qui s'articule avec l'os lenticulaire.

A son union avec les branches, existe un léger étranglement qui forme le col. Le muscle de l'étrier s'insère sur la face postérieure de la tête.

La base a exactement la forme de la fenêtre ovale dans laquelle elle s'emboîte; les bords de la base sont relevés de sorte qu'une coupe transversale aurait la forme d'un cristallisoir. Le centre est d'une minceur extrême.

Les branches forment par leur réunion un demi-cercle ; elles se fixent à la base un peu en dedans de l'extrémité du grand axe.

Les branches de l'étrier ne sont pas massives, mais sont formées par une lame osseuse demi-tubulaire.

ARTICULATIONS DES OSSELETS

Articulation du marteau et de l'enclume (malléo-incudale). — Les surfaces articulaires des osselets s'emboîtent exactement; elles sont réunies par un ligament capsulaire. Pappenheim et Rudinger ont trouvé un repli qui pénètre dans la moitié supérieure de l'articulation sous la forme d'un coin.

La disposition des surfaces articulaires est telle que, si le marteau est repoussé en dedans, il pousse dans le même sens l'enclume, mais s'il est attiré en dehors, l'enclume ne suit pas le marteau dans tout son mouvement.

Articulation de l'enclume et de l'étrier (incudo-stapédiale). — L'enclume est uni à la tête de l'étrier par une capsule articulaire dans laquelle on trouve beaucoup de fibres élastiques.

Brunner regarde l'union de ces deux os comme une synchondrose, opinion combattue par Eisell et rejetée du reste par tous les auteurs.

Articulation de l'étrier avec la fenêtre ovale (stapédio-vestibulaire). — L'existence de cette articulation a donné lieu à de nombreuses controverses qui ne sont pas encore closes.

Toyenbee (1) admet l'existence de l'articulation et la décrit, Sœmmering signale une capsule articulaire qui unirait la base de l'étrier à la fenêtre ovale. Voltolini (2) repousse l'existence d'une articulation et par conséquent la possibilité d'une ankylose. Il résulte des recherches de Eisel (Arch. f. Ohr. vol. V) de Buck (Arch. f. Aug und Ohr vol. I) et de Brunner, que le bord de la base de l'étrier est uni au fond de la fenêtre ovale par des fibres élastiques qui rayonnent vers la base de l'osselet et lui servent de périoste.

A. Magnus admet que du cartilage tapisse la base de l'étrier.

MUSCLES DES OSSELETS

Muscle interne du marteau. — Il s'insère dans le canal osseux qui lui est propre par des fibres courtes qui s'attachent à la paroi supérieure de ce canal ; le tendon se porte en arrière, puis se réfléchit sur le bec de cuiller pour se porter en dehors.

Il s'insère sur le bord interne du manche et sur sa face antérieure suivant une ligne oblique en haut et en dehors, en un point situé au niveau ou un peu au-dessous de la courte apophyse.

Dans sa partie libre, le tendon est entouré par une gaine fibreuse, à laquelle il est rattaché par des filaments de tissu conjonctif (Henle). La partie du muscle enfermée dans le canal osseux présente quelquefois des rapports immédiats avec le tenseur du voile du palais (Trœltsch, Meyer).

Muscle de l'étrier. — Il est enfermé dans l'éminence pyramidale. Le tendon se dirige en avant et s'insère à l'union de la tête et de la branche postérieure de l'étrier.

La cavité pyramidale communique largement avec la portion du canal de Fallope qui lui est contiguë.

1. *Medical Times and Gazette*. — Juin 1857.
. 2. De l'articulation de la base de l'étrier, etc. (*Deutsche Klinik*, 1880).

Nerfs. — Le muscle interne du marteau est innervé par

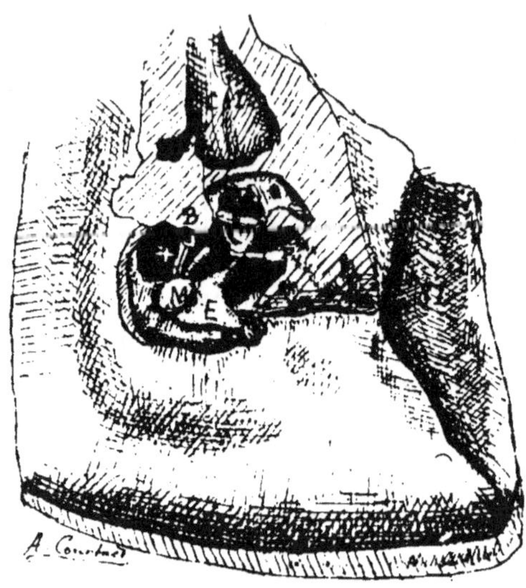

Fig. 9. — Intérieur de la caisse du tympan, vue d'en haut
(léger grossissement).

M, tête du marteau ; — E, enclume ; — Py, pyramide avec le tendon du muscle
de l'étrier ; — V, vestibule ; — B, bec de cuiller ; — +, tendon du tenseur du
tympan ; — SL, sinus latéral.

la partie motrice du trijumeau et le muscle de l'étrier par
un filet du facial.

DES LIGAMENTS DES OSSELETS

Les osselets sont maintenus dans leurs rapports réciproques, non seulement par des articulations, mais encore par
des ligaments fibreux plus ou moins résistants qui les fixent
aux parois de la caisse et par des plis de la muqueuse qui
par leur entre-croisement forment un système de cavités très
important à connaître au point de vue clinique.

Le marteau est fixé aux parois de la caisse par trois ligaments : 1° le ligament supérieur part de la tête de cet osselet,
se dirige verticalement en haut vers le tegmen tympani où
il s'insère ; sa longueur est très variable, et oscille entre
1 et 2 millimètres. Ce ligament empêche le manche de se
porter trop en dehors, c'est un ligament d'arrêt ; 2° le liga-

ment antérieur que certains auteurs décrivent comme un muscle à fibres pâles est de structure tendineuse ; il s'étend de l'épine du sphénoïde et de la scissure de Glaser à la longue apophyse du marteau chez l'enfant ou au moignon qui la représente chez l'adulte ; il s'insère même au col du marteau et aux faces externe et latérale de la tête de cet osselet. Sa fonction mise en évidence par Politzer consiste à empêcher le manche de se porter en dehors; 3° le ligament externe du marteau part de la crête de la tête du marteau et se dirige, en s'épanouissant en forme d'éventail, en dehors pour s'insérer à la face interne de la marge tympanique.

Si on prolonge en avant la direction des fibres les plus postérieures de ce ligament, on constate qu'elles sont dans l'axe du ligament antérieur de cet osselet ; Helmoltz les appelle les ligaments de l'axe du marteau.

Le ligament externe limite les mouvements en dehors de la membrane du tympan par l'intermédiaire du manche.

L'enclume n'est soutenue dans sa position que par un seul ligament qui fixe sa courte apophyse au bord de l'antre mastoïdien. Ce ligament qui relie les deux surfaces articulaires est rayonné et très résistant.

POCHES, CAVITÉS ET REPLIS DE LA MUQUEUSE

Lorsqu'on ouvre la caisse en enlevant la paroi supérieure avec précaution, on est frappé du grand nombre de plis qui s'entre-croisent dans tous les sens et que l'on serait tenté de prendre pour des tissus de nouvelle formation si on ne savait qu'ils existent à l'état normal.

Ce cloisonnement plus ou moins complet limite des cavités qui sont, les unes isolées et les autres communiquant avec les cavités voisines ; il existe de grandes variations individuelles.

Ces plis ont été étudiés par Trœltsch, Prussak, Politzer. Quand on examine la face interne du tympan, après avoir enlevé l'enclume, on voit un repli triangulaire qui est étendu de la partie supéro-postérieure du cadre tympanique au manche du marteau; ce repli forme une poche que Trœltsch a décrite le premier et qui porte son nom.

Le repli s'attache en arrière à une petite saillie située sur la face interne de l'anneau tympanique, de là, se dirige en avant vers le manche. Le bord supérieur de ce repli est ordinairement fixé au bord supérieur de la membrane du tympan, mais quelquefois à 1 ou 2 millimètres plus bas. Son bord inférieur légèrement arqué contient la corde du tympan.

L'intervalle compris entre le tympan et ce repli est représenté par l'épaisseur du manche du marteau ; l'ouverture de la poche regarde donc en bas. Son dôme présente très souvent une ouverture qui fait communiquer la poche postérieure de Trœltsch avec les cavités situées au-dessus (Prussak).

Ce repli est formé de fibres analogues aux fibres propres du tympan ; c'est donc une partie intégrante de celui-ci (Trœltsch).

En avant du manche, on trouve une bourse analogue à la précédente dont la paroi est quelquefois divisée en deux lames ; la supérieure unie à la corde du tympan s'attache près du bord interne du manche et l'inférieure dans l'angle que forme la face antérieure du manche avec le tympan ou même à 1 millimètre ou 1 millim. 5 en avant (Politzer).

Cette poche antérieure est presque toujours fermée en haut. Son repli contient la longue apophyse du marteau ou le ligament antérieur de cet osselet, la corde du tympan et l'artère tympanique inférieure (Trœltsch).

En somme, c'est un repli muqueux analogue au mésentère. La cavité formée par ces poches n'est pas toujours libre, car on y trouve quelquefois des filaments déliés de tissu conjonctif, susceptibles de convertir ces poches en cavités fermées, sous l'influence de l'inflammation de la caisse.

Au-dessus des poches de Trœltsch existe un espace limité : en dehors, par la membrane de Schrapnell, en dedans par le col du marteau, en haut par le ligament externe de cet osselet et en bas par la courte apophyse et le dôme des poches de Trœltsch ; c'est l'espace de Prussak. Cet espace n'est pas hermétiquement clos, car il communique fréquemment avec d'autres cavités situées au-dessus, avec la poche postérieure et avec la caisse située au-dessous (Politzer).

Au-dessus du ligament externe existent encore des plis muqueux dont les uns sont constants, les autres inconstants. Le plus constant est le repli latéral de l'enclume qui va du bord supérieur du corps de l'enclume à la paroi externe de la caisse (Politzer). La cavité qu'il forme est souvent divisée par une cloison médiane qui isole les deux moitiés plus ou moins complètement.

Il existe encore des plis, étendus entre le tendon du muscle interne du marteau, le toit de la caisse d'une part (Meyer, Zaufal, Gruber, Prussak), à la poche antérieure de Trœltsch d'autre part.

On trouve encore des filaments ou des replis muqueux qui relient la longue apophyse de l'enclume à la paroi interne de la caisse, d'autres qui vont du manche à la longue apophyse de l'enclume; des filaments qui relient le marteau et l'enclume à l'étrier et enfin un tissu trabéculaire qui se dirige du marteau et de l'enclume vers l'antre mastoïdien (Politzer). Sur cette pièce (fig. 7) vous verrez un repli muqueux carré, qui est suspendu par les quatre coins, comme un velum, à l'entrée de l'aditus ad antrum.

En résumé, il existe sur la face externe de la caisse trois séries de cavités superposées, qui correspondent : les inférieures au manche du marteau, la moyenne au col et la supérieure à la tête.

Ces trois étages successifs de cavités jouent un grand rôle dans certaines formes d'otite moyenne, car le pus peut s'y accumuler et y séjourner longtemps: aussi, la carie des osselets et de la marge tympanique est-elle fréquente quand la suppuration se localise dans ces points.

L'existence de ces replis muqueux, de ces filaments, explique la raideur et même l'immobilité de la chaîne quand l'inflammation les a épaissis, sclérosés.

L'intervalle compris entre les branches et la base de l'étrier est comblé par une membrane ou ligament obturateur qui se prolonge jusqu'au tendon du stapédius.

MUQUEUSE DE LA CAISSE

. En raison de sa minceur, de sa transparence, cette muqueuse a été regardée par quelques auteurs comme une séreuse, bien à tort comme vous le verrez.

La couche superficielle de la muqueuse est formée par des cellules cylindriques à cils vibratiles dans la partie qui avoisine la trompe d'Eustache ; à mesure qu'on s'éloigne de ce point les cellules s'aplatissent et forment alors un épithélium pavimenteux avec cils vibratiles sauf sur le tympan et la muqueuse des osselets (Kölliker).

La couche profonde ou dermique, très adhérente à l'os sous-jacent, auquel elle sert de périoste, est formée de faisceaux de fibres conjonctives qui, par leur entre-croisement limitent des ouvertures rondes ou ovales pour le passage des vaisseaux sanguins (Kessel). — Sur la paroi interne de la caisse, Politzer a constaté que des faisceaux conjonctifs pénètrent dans l'épaisseur de l'os et accompagnent des vaisseaux qui s'anastomosent avec ceux de l'oreille interne ; d'où facilité de propagation de l'inflammation de l'une à l'autre de ces parties.

Krause, Trœltsch, Wendt, Politzer ont trouvé des glandes en grappes dans la partie de la muqueuse qui avoisine l'orifice de la trompe d'Eustache ; ces glandes sont, le plus souvent, rares et isolées ou même manquent complètement.

Les osselets sont recouverts par la muqueuse qui leur sert de périoste ; les vaisseaux y sont amenés par les nombreux replis muqueux que nous avons signalés.

Politzer a trouvé dans certains cordons membraneux normaux, des renflements de nature fibreuse contenant des corpuscules fusiformes et tapissés par un épithélium.

Quand on ouvre la caisse, on est surpris de ne pas voir mieux isolée, plus libre la chaîne des osselets qui est entourée par les nombreux replis de la muqueuse.

Chez le fœtus et le nouveau-né, la cavité de la caisse est virtuelle, car elle est remplie par un tissu muqueux qui a été bien étudié par Trœltsch (1). On ne trouve pas, dit-il, dans la caisse du nouveau-né et du fœtus de mucus libre, mais elle est remplie par une prolifération cellulaire de la muqueuse, notamment de celle de la paroi labyrinthique qui, sous forme

1. *Wurzburger Verhandlungen.* — Vol. IX, 1859.

d'un bourrelet épais, s'avance jusqu'à la face interne lisse du tympan, contre laquelle elle s'applique. Ce bourrelet est formé du tissu conjonctif embryonnaire (tissu muqueux de Virchow). Peu de temps après la naissance, cette prolifération de la muqueuse diminue en partie par atrophie, en partie par desquamation.

C'est ainsi que l'air peut y entrer.

C'est sur l'existence de ce bouchon muqueux que les médecins légistes se basent pour déterminer si l'enfant a respiré ou non : Wreden (1) l'a trouvé chez des enfants vigoureux qui avaient respiré. Wend (2) a constaté que le bouchon ne disparaissait complètement que 24 heures après la naissance.

VAISSEAUX ET NERFS DE L'OREILLE MOYENNE

Les artères sont : en avant, le rameau tympanique, branche de la maxillaire interne et des ramuscules qui proviennent directement de la carotide interne, au niveau du canal carotidien ; en bas : les rameaux qui naissent de l'artère pharyngienne ; en arrière : l'artère stylo-mastoïdienne ; en haut : la méningée moyenne donne naissance à de petits rameaux qui pénètrent par la fissure pétro-squameuse jusque dans la caisse.

Prussak a observé chez le chien, que les terminaisons artérielles ne se résolvent pas toutes en capillaires, mais qu'un grand nombre s'abouchent directement dans les veines.

Les veines sont sinueuses et présentent par places des dilatations ampullaires (Prussak). Elles se rendent au plexus pharyngien, à la jugulaire interne et à la méningée moyenne.

Les lymphatiques présentent, d'après Kessel, la même disposition que dans le tympan.

Nerfs. — En dehors des moteurs du muscle du marteau et de l'étrier, la caisse reçoit des filets du trijumeau, du glosso-pharyngien et du grand sympathique.

Le nerf de Jacobson émane du glosso-pharyngien au niveau de la fosse jugulaire, traverse la paroi inférieure de la

1. *Viertelzahrschrift für gerichtl medic.* 1874.
2. *Arch. für Heilkunde,* 1873.

caisse pour gagner les sillons creusés sur le promontoire ; il s'anastomose avec le petit nerf pétreux superficiel. Sur son parcours, Pappenhein, Kolliker, Krause ont trouvé des cellules nerveuses.

Les filets du grand sympathique proviennent du plexus sympathique qui accompagne la carotide interne dans son trajet dans le canal osseux : ils traversent la paroi très mince de la caisse et forment avec des filets du nerf de Jacobson et du petit nerf pétreux superficiel, le plexus tympanique duquel partent les filets qui se terminent dans la muqueuse.

Prussak a observé que la galvanisation du grand sympathique cervical déterminait un resserrement des vaisseaux de la muqueuse de la caisse ; dès qu'on cessait l'électrisation, les vaisseaux se dilataient.

APOPHYSE MASTOÏDE

A la cavité de l'oreille moyenne est annexé un système de cellules remplies d'air, ou cellules pneumatiques, résultant du cloisonnement de la masse osseuse appelée apophyse mastoïde.

Sur un temporal desséché on voit nettement les limites antérieures de cette apophyse qui est plus ou moins développée suivant les individus. Sa limite postérieure est à 2c,5 ou à 3 centimètres de la paroi postérieure du conduit auditif externe.

Sur le vivant, elle est recouverte dans la plus grande partie de son étendue par le pavillon qui s'insère à une distance qui varie de 15 à 20 millimètres du conduit auditif.

Sur une coupe horizontale du temporal passant par le méat, la section de l'apophyse mastoïde a une forme triangulaire ; elle est limitée en avant par le conduit auditif, en arrière par la face postérieure du rocher et en dehors par la face externe du temporal qui représente la base du triangle. A l'angle postérieur se trouve la gouttière du sinus latéral. Cette gouttière peut être très éloignée du conduit auditif ou au contraire en être très rapprochée ; elle peut n'être séparée de celui-ci que par un intervalle de quelques millimètres ; dans d'autres cas cette distance peut aller jusqu'à 2 cent., 5.

Dans l'ouverture de l'apophyse mastoïde, il faut surtout

éviter d'ouvrir le sinus latéral ; il y aurait grand [intérêt avant de commencer l'opération, à connaitre la situation exacte du sinus latéral.

Malheureusement ce diagnostic ne peut être fait ; c'est seulement dans le cours de l'opération qu'on peut avoir des présomptions basées sur la structure même des parties osseuses que l'on traverse.

La gouttière du sinus est plus ou moins profonde ; tantôt

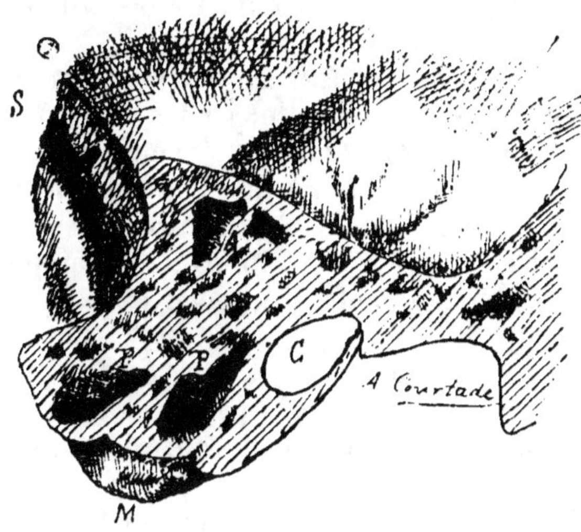

Fig. 10. — Section antéro-postérieure du temporal à 15 millimètres en dedans de la face externe. Vue de la face interne (grandeur naturelle).[

C, conduit auditif externe ; — M, Pointe de l'apophyse mastoïde ; — S, sinus latéral ; — PP, cellules pneumatiques ; — A, cellules conduisant à l'antrum.

quelques millimètres seulement séparent son fond de la face externe de l'apophyse, tantôt l'intervalle égale ou dépasse 1 centimètre.

Les deux anomalies à redouter sont donc : rapprochement excessif du sinus du conduit auditif et profondeur exagérée de la gouttière.

Quand sur un temporal de nouveau-né on enlève le tegmen tympani, on voit en arrière de la caisse et communiquant très largement avec elle, un orifice qui est l'antrum qui conduit dans une cavité, l'antre pétreux. Cette cavité n'est séparée de la cavité crânienne que par une lame osseuse très mince qui quelquefois est déhiscente.

Le bord inférieur de l'antrum répond à la périphérie postéro-supérieure du tympan.

Chez le nouveau-né la paroi externe de l'antre pétreux n'a pas plus de 1mm.5 à 2 millimètres d'épaisseur.

Rudimentaire chez l'enfant, l'apophyse mastoïde se développe avec l'âge, et la cavité unique qu'elle présentait se cloisonne et forme des cavités ou cellules de dimensions variables. Cette diversité de structure anatomique a servi à diviser les apophyses en : pneumatiques, diploétiques et scléreuses.

L'apophyse peut être constituée par un tissu trabéculaire qui limite de vastes cavités (cellules pneumatiques), de forme irrégulière, communiquant entre elles ; elles ne sont séparées de la face externe du temporal que par une couche de tissu osseux compact peu épaisse ; on rencontre des cas où cette paroi est déhiscente et où les cellules pneumatiques arrivent jusque sous les parties molles qui recouvrent l'apophyse mastoïde.

Cette même déhiscence peut s'observer du côté du sinus latéral qui est ainsi mis à nu ; la paroi veineuse est alors en contact immédiat avec la muqueuse qui recouvre les cellules osseuses.

Dans près de la moitié des cas, l'apophyse mastoïde est formée d'un tissu osseux, en partie diploïque, en partie pneumatique. Dans cette forme l'apophyse est constituée par des cellules de petite dimension entremêlées de cellules très vastes ; dans certains cas le tissu diploïque n'existe que dans une portion de l'os et les vastes cavités pneumatiques dans le reste. On peut voir par exemple la pointe de l'apophyse présenter la structure diploïque, alors qu'au-dessus se trouvent de grandes cellules ou *vice versa*.

Dans les cas où la pointe de l'apophyse est constituée par un tissu osseux plus résistant, il n'est pas rare que l'inflammation purulente s'y confine et détermine une carie de la paroi interne de cette apophyse ; une fusée purulente se produit au-dessous du sterno-cléido mastoïdien ; c'est la variété appelée mastoïdite de Bezold, du nom de l'auteur qui l'a bien décrite le premier.

Enfin dans la forme scléreuse, l'apophyse mastoïde est

constituée par un tissu osseux très dense, résistant, avec des cellules aériennes très petites.

C'est dans cette dernière forme que l'on voit le plus souvent le sinus latéral très rapproché du conduit auditif, ce qui permet de soupçonner la situation anormale du canal veineux, dès le début de l'opération.

Zuckerkandl sur 200 temporaux a trouvé 56,8 pour 100, l'apophyse surtout pneumatique, dans 43,2 pour 100 l'apo-

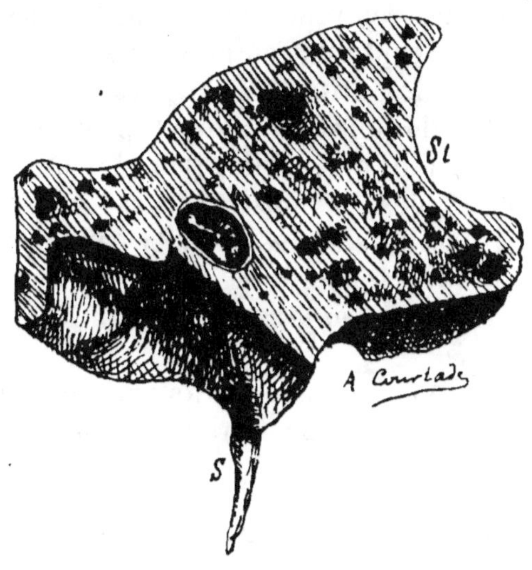

Fig. 11. — Coupe antéro-postérieure du temporal, parallèle à la face externe (grandeur naturelle).

T, tympan avec le manche du marteau ; — C, cellules pneumatiques conduisant à l'antrum ; — M, apophyse mastoïde diploétique ; — SL, sinus latéral.

physe en partie diploïque, en partie pneumatique et dans 20 pour 100 elle était entièrement diploïque ou scléreuse.

Donc, dans 1/5 des cas le sinus latéral est très rapproché du conduit auditif et l'espace où l'on peut manœuvrer le ciseau est restreint.

La forme et les dimensions de l'antrum sont très variables ; chez les uns il a la forme d'un canal étroit qui conduit dans une cavité plus vaste située en arrière et en dehors de la caisse ; chez d'autres, l'ouverture est vaste, large comme chez l'enfant et se continue avec la partie supérieure de l'attique, ç'est-à-dire est de niveau avec la tête et le corps de l'enclume.

C'est pour cela que les suppurations localisées à cette portion de la caisse se compliquent si facilement de mastoïdite.

Les cellules de l'apophyse mastoïde sont continuées par celles de la paroi supérieure du conduit auditif que j'ai signalées à propos de la structure du conduit auditif osseux ; ces dernières, vous vous le rappelez, communiquent avec la caisse par de petits orifices situés sur la paroi externe de l'attique, au-dessus de la marge tympanique.

Toutes ces cellules remplies d'air sont tapissées par une muqueuse qui est la continuation de celle de la caisse ; c'est pour cela que dans les otites très aiguës, l'apophyse mastoïde est quelquefois douloureuse et que le processus inflammatoire l'envahit avec tant de facilité. Dans les otorrhées chroniques et même aiguës, la mastoïdite est généralement le résultat de la rétention du pus dans la caisse ; il y a alors indication de perforer l'apophyse pour arriver à l'antrum qui donne accès dans l'oreille moyenne, afin de déterger le foyer infectieux.

Je vous exposerai dans l'anatomie topographique les points de repère que l'on prend pour pratiquer cette opération.

DE LA TROMPE D'EUSTACHE

Si la cavité de l'oreille moyenne ne communiquait pas avec l'air ambiant, la pression atmosphérique ne s'exerçant que sur la face externe du tympan ne tarderait pas à le distendre ou le rompre, c'est du reste ce qui arrive dans certaines conditions pathologiques ; mais à l'état normal la nature y a pourvu en faisant communiquer la caisse avec l'air extérieur, par l'intermédiaire d'un canal : la trompe d'Eustache.

Ce conduit est étendu de la paroi antérieure de la caisse à la paroi latérale du pharynx ; il est dirigé de haut en bas, de dehors en dedans et d'arrière en avant.

Il forme avec l'axe du conduit auditif osseux un angle d'environ 140 degrés et avec l'horizontale un angle de 40 degrés.

Sa longueur totale est de 35 à 40 millimètres, dont moins

d'un tiers pour la portion osseuse et plus des deux tiers pour la partie cartilagineuse.

Ces deux portions, osseuse et cartilagineuse, ne sont pas exactement dans le même axe ; elles se réunissent sous un angle ouvert en bas et en avant qui correspond aussi à la partie la plus étroite.

La portion osseuse a la forme d'un canal situé au-dessous du canal du tenseur tympanique, dont il n'est séparé que par une cloison osseuse très mince ; il est en rapport en dedans, avec la portion horizontale du canal carotidien dont il n'est séparé que par une cloison osseuse épaisse de moins d'un millimètre ; son extrémité est en rapport avec l'épine du sphénoïde.

La lumière du canal n'est pas cylindrique, mais a la forme d'un tronc de cône très allongé : l'orifice tympanique a 5 à 6 millimètres de haut sur 2 à 3 millimètres de large tandis que la petite extrémité du canal a 2 millimètres de haut sur 1 millimètre de large.

La portion molle de la trompe est formée par un cartilage recourbé dont les bords sont unis par du tissu fibreux. Le cartilage ne forme guère que le tiers ou les deux tiers d'un cylindre, comme des coupes transversales de la trompe peuvent le montrer. Il forme les parois postérieure et supérieure et une partie plus ou moins étendue de la paroi antérieure.

Il est constitué par une pièce unique ou par plusieurs cartilages articulés entre eux ; dans ce dernier cas c'est généralement un cartilage distinct qui forme les parois supérieure et antérieure et qui s'articule avec le cartilage postérieur, beaucoup plus épais. Cette gouttière cartilagineuse ouverte en bas et en avant est fermée par une lame fibreuse résistante qui s'attache à ses deux bords ; la face interne de cette lame fibreuse est appliquée, à l'état de repos, contre la gouttière résistante, formée par le cartilage et ferme ainsi la lumière du conduit. Sa face externe donne attache à un muscle : le péristaphylin externe ; de plus, elle envoie entre les deux péristaphylins une lame fibreuse qui les sépare l'un de l'autre ; c'est le fascia salpingo-pharyngien de Trœltsch.

Weber Liel a signalé un autre fascia qui se rend vers le péristaphylin interne.

Cette portion cartilagineuse est solidement fixée au bord de la portion osseuse par du tissu fibreux qui permet une certaine mobilité. De plus il existe très souvent des incisures ou fissures et même des lacunes qui divisent la portion cartilagineuse en plusieurs segments (Zuckerkandl, Urbantschitsch).

Ce cartilage est hyalin à sa face externe et fibreux dans sa partie centrale.

Les rapports de cette portion de la trompe sont les suivants : en haut, elle est soudée au fibro-cartilage basilaire; en avant, on trouve l'artère méningée moyenne qui traverse le trou petit rond, le nerf maxillaire inférieur qui sort du crâne par le trou ovale, enfin un plexus veineux qui la sépare du muscle ptérygoïdien interne; plus en dedans, elle vient s'appuyer contre l'aile interne de l'apophyse ptérygoïde, souvent échancrée pour la recevoir.

Les muscles qui s'insèrent à la trompe sont au nombre de deux.

Le péristaphylin externe ou sphéno-salpingo-staphylin ou circonflexe palatin s'attache en haut à la fossette scaphoïde, à l'extrémité antérieure du cartilage recourbée en crochet et au tiers supérieur de la portion fibreuse de la trompe.

Le corps du muscle, aplati, se dirige en bas et en dedans, et son tendon se réfléchit sur le crochet ptérygoïdien pour se terminer au bord postérieur de la voûte et à l'aponévrose palatine.

Sa contraction a pour effet de tendre le voile du palais et d'attirer en bas et en avant la portion fibreuse de la trompe et par conséquent d'ouvrir la lumière de ce canal. Aussi, Trœltsch l'appelle abducteur ou dilatateur de la trompe: comme effet accessoire il tend le voile du palais qui devient ainsi un point d'appui résistant.

Le péristaphylin interne ou pétro-salpingo-staphylin s'attache, en haut, à la face inférieure du rocher, en avant du canal carotidien et à la partie postérieure cartilagineuse de la trompe dans une faible étendue. Le corps du muscle devient parallèle à la trompe et se termine en éventail dans le voile du palais. Comme il est rattaché en partie à la membrane qui forme le plancher de la trompe, quand il se contracte, le plancher est soulevé par le renflement du muscle, ce qui diminue la résistance du canal (Politzer).

Le canal de la portion fibro-cartilagineuse a aussi la forme d'un tronc de cône dont la petite extrémité vient s'aboucher à la portion osseuse.

Les rapports de l'orifice interne ou pharyngien doivent être présents à la mémoire quand on veut pratiquer le cathétérisme.

Cet orifice a la forme d'un pavillon dont le grand axe est oblique de haut en bas et d'avant en arrière; il est elliptique ou triangulaire ou, mais exceptionnellement, circulaire.

Des bords de cet orifice partent deux replis : le postérieur ou pli salpingo-pharyngien est formé par le constricteur supérieur qui envoie des faisceaux musculaires au cartilage tubaire (muscle salpingo-pharyngien) (Zaufal, Merkel).

Le pli antérieur ou salpingo-palatin est généralement moins évident que le postérieur; rares sont les cas où sa saillie crée des obstacles au cathétérisme (Kostanecki).

Le diamètre vertical de l'orifice pharyngien de la trompe est de 8 à 9 millimètres, l'horizontal de 4 à 5 millimètres.

Sa situation topographique est la suivante : le centre du pavillon tubaire est situé sur le prolongement de l'insertion du cornet inférieur et à 1 centimètre de l'extrémité postérieure de celui-ci; il est situé à 12 ou 15 millimètres au-dessus du voile du palais et à la même distance du fond du pharynx; de plus une ligne transversale qui rejoindrait les deux pavillons viendrait affleurer le bord postérieur de la cloison nasale.

La saillie, quelquefois très marquée, que fait le bord postérieur du pavillon de la trompe, empêche la sonde de se déplacer quand on essaye de l'enfoncer davantage; ce qui n'arriverait pas si le bec était dans la fossette de Rosenmüller.

Si la distance du pavillon tubaire à la narine était constante, le cathétérisme serait bien simplifié, mais il n'en est pas ainsi; cette distance est en moyenne de 65 millimètres chez la femme et de 70 millimètres chez l'homme (Poirier).

Kostanecki a trouvé comme chiffres extrêmes 53 et 75 millimètres. Pour apprécier la situation du pavillon tubaire, Itard prenait, avec la sonde, la distance qui sépare la base de la luette des incisives supérieures qui, suivant lui, marquait la distance du pavillon au bord postérieur de la narine.

Gellé prend pour base la distance qui sépare le tubercule zygomatique, placé juste au devant du condyle du maxillaire à l'épine nasale inférieure et antérieure.

Malgré ces points de repère, rien ne supplée à la connaissance exacte de la topographie du pharynx et à l'adresse manuelle que donne la pratique.

Muqueuse. — Ce canal ostéo-cartilagineux est recouvert par une muqueuse qui forme, près de l'ouverture pharyngienne, un bourrelet très marqué qui ferme la lumière du canal (Moos). Dans la portion osseuse, la muqueuse est lisse, mince et très adhérente au périoste sous-jacent. Dans la portion cartilagineuse elle est plus épaisse, plissée et pourvue de nombreuses glandes.

Ces glandes en grappes pénètrent jusque près le cartilage et passent même par les fissures pour aller presque dans le tissu cellulaire voisin. Elles sont d'autant plus développées que l'on approche davantage de l'orifice pharyngien.

Gerlach a trouvé dans la trompe de l'enfant des follicules en grand nombre dans la portion cartilagineuse, mais point dans la portion osseuse : il propose de les désigner sous le terme de tonsilles de la trompe par analogie de structure avec celles du pharynx.

L'épithélium est cylindrique à cils vibratiles dont les mouvements sont dirigés de la caisse au pharynx.

Artères. — La trompe dans sa portion interne reçoit des vaisseaux artériels de la pharyngienne ascendante et quelques rameaux de la maxillaire interne: de fines branches provenant de la carotide interne vont se terminer dans la portion osseuse.

Veines. — Les veines vont se rendre dans le plexus rétro-maxillaire et ptérygoïdien.

Lymphatiques. — Ils sont très développés et se continuent avec ceux du pharynx, ou voile du palais et des amygdales.

Nerfs. — Du côté de la caisse, la trompe reçoit des rameaux du plexus tympanique et du côté du pharynx des branches du ganglion sphéno-palatin ou ganglion de Meckel.

La continuité des muqueuses de la trompe et du rhino-pharynx les rend presque solidaires en pathologie; l'inflammation du nez et du pharynx s'accompagne fréquemment d'engouement, de tuméfaction de la muqueuse de la trompe et consécutivement d'otite moyenne.

C'est, je crois, la pathogénie de la grande majorité des inflammations aiguës ou chroniques de l'oreille moyenne.

PHYSIOLOGIE DE L'OREILLE MOYENNE

Membrane du tympan. — Les ondes sources aériennes viennent, après s'être plus ou moins réfléchies sur les parois du conduit auditif, frapper la membrane du tympan dont les vibrations se transmettent, par l'intermédiaire de la chaîne des osselets, au liquide labyrinthique.

On sait que les membranes tendues se divisent ainsi que les plaques vibrantes, en segments à vibrations distinctes comme on peut s'en assurer en les recouvrant de sable très fin; de sorte que les membranes peuvent vibrer à l'unisson d'un son quelconque.

La membrane du tympan est susceptible de vibrer dans une mesure très étendue puisqu'on peut percevoir des sons dont le nombre de vibrations peut aller de 32 à 73 700 (Despretz). Cette fonction est facilitée par l'adaptation d'un mécanisme spécial qui permet de faire varier la tension.

Savart a démontré que plus la membrane est tendue, plus il est difficile de la faire entrer en vibration et moins ses vibrations sont amples.

On peut en faire la preuve expérimentale en se servant du téléphone à ficelle. M. Gellé a constaté qu'un poids d'un gramme suspendu à un fil de 50 centimètres de long, suffisait à tendre la membrane et permettait de percevoir les sons.

Avec 5 grammes. le son du diapason ou de la montre tenus à 3 centimètres en face du téléphone passe clair et métallique, avec 15 ou 20 grammes on ne perçoit plus rien ; l'excès de tension empêche les vibrations aériennes de se produire, mais si l'instrument sonore est en contact avec le téléphone on perçoit de nouveau les sons.

Politzer a étudié le rôle que joue la courbure du tympan sur l'audition. Il s'est servi d'un appareil où le tympan avait 6 centimètres de diamètre et le marteau 5 cent. 5. Il constata que les sons graves ou élevés étaient faiblement perçus quand la membrane était plane, mais ils étaient plus forts quand on incurvait ce tympan artificiel soit en dedans, soit en dehors.

C'est précisément cette forme nettement excavée que présente le tympan ; de plus, vers sa périphérie, la face externe est légèrement convexe en dehors parce que les fibres rayonnées sont arquées en dehors, ce qui, d'après Helmoltz, donne une prise plus favorable aux ondes incidentes.

Un déplacement étendu du tympan n'entraîne qu'un léger déplacement de l'extrémité du manche du marteau, tandis qu'une faible oscillation du manche détermine une excursion relativement grande de la membrane.

L'obliquité du tympan par rapport à l'axe du conduit, fait que les ondes sonores les rencontrent sous un angle aigu.

Bonnafont a constaté que chez un grand nombre d'artistes lyriques et de musiciens, le tympan était très peu incliné mais presque vertical. La direction oblique et très inclinée de cette membrane, dit-il, constitue une disposition vicieuse qui en affaiblissant l'ouïe rend l'oreille très rebelle à certains sons.

Le même auteur a remarqué que les perforations qui siègent sur la moité antérieure du tympan sont suivies d'une diminution dans la perception des sons graves ou faibles ; les perforations postérieures diminueraient, au contraire, la perception des notes aiguës ; cette appréciation est loin d'être démontrée, car la clinique se charge de la réfuter.

La membrane de Schrapnell qui diffère essentiellement par sa structure de la membrane du tympan, joue un rôle particulier. Sa minceur, sa flaccidité permettent au manche du marteau de se déplacer dans une assez grande étendue, ce qu'il ne pourrait faire si cette membrane était épaisse, rigide. C'est une sorte de soufflet qui se relâche ou se tend, suivant la position que prend le levier représenté par le manche du marteau.

Chaîne des osselets. — Les mouvements du tympan provoquent des déplacements de la chaîne des osselets.

Politzer a démontré le premier que les osselets sont mis en vibration d'amplitude notable, comme masses totales, par les ondes sonores qui atteignent la membrane tympanique.

Il s'est servi, pour le démontrer, du dispositif suivant : sur une préparation fraîche, de temporal, dont on a enlevé le toit de la caisse et la paroi labyrinthique, il fixe à chacun des osselets des fils de verre très fin de 10 à 12 centimètres de long, à la pointe desquels on a collé des barbules de plume. Les vibrations sont inscrites par les barbules sur un cylindre qui se déplace et qui est recouvert d'un papier noirci.

Il a constaté que les sons simples produisent une ligne d'onde régulière ; avec les sons combinés on obtient une ligne ondulée, mais avec des lignes droites qui reviennent à intervalles réguliers, par suite de l'interférence des ondes ; le fait est très visible surtout quand on fait parler des tuyaux d'orgue dont l'une des notes est l'octave de l'autre.

Buck de New-York a employé une méthode dérivée de celle de Lissajoux. Il fixe sur les osselets des corpuscules amylacés que l'on examine avec un microscope pourvu d'un micromètre. A l'état de repos ces corpuscules se présentent sous forme d'un point blanchâtre immobile. Dès que l'on produit un son, amené dans le conduit auditif, la chaîne des osselets vibre et on mesure alors avec le micromètre la longueur de la ligne que parcourt chacun de ces corpuscules. Il a constaté que l'amplitude des oscillations du marteau est le double de celle de l'enclume et le quadruple de celle de l'étrier.

C'est assez dire que le déplacement de ce dernier osselet est bien minime.

Par la compression alternant avec la raréfaction de l'air du conduit auditif externe, le déplacement de l'étrier n'est, d'après Helmoltz, que de 1/14 à 1/19 de millimètre. Et encore il s'agit là de manœuvres violentes qui impriment à la chaîne de fortes oscillations. Aussi, dans les vibrations purement sonores et de faible intensité, ce déplacement est incomparablement moins prononcé et échappe à toute appréciation.

Si l'amplitude des oscillations va en diminuant du marteau à l'étrier, elle gagne en intensité, en énergie.

La disposition de la chaîne des osselets est telle que le tympan peut être repoussé en dehors sans entraîner avec lui tous les osselets; le manche seul qui lui adhère le suit dans son excursion.

La propulsion en dedans du tympan ne dépasse pas un dixième de millimètre (Helmoltz, Gellé).

On peut très bien suivre les excursions du tympan et du manche, en se servant du spéculum de Siegle avec lequel on peut alternativement comprimer ou raréfier l'air du conduit auditif; parfois on peut constater que le tympan est attiré au dehors dans les parties qui sont au devant du manche, tandis que celui-ci est immobile, retenu par des adhérences.

La tension de la membrane du tympan est modifiée par l'action des muscles des osselets qui sont de véritables muscles de l'accommodation.

La contraction du muscle interne du marteau qui se fixe un peu au-dessous de la courte apophyse de cet os porte le manche en dedans.

La contraction du muscle de l'étrier imprime à la base de cet osselet un mouvement de bascule qui a pour effet de relever sa partie antérieure, tandis que son bord postérieur sert de pivot; on peut comparer ce mouvement à celui du pied, quand on bat la mesure.

Ce mouvement de l'étrier repousse les têtes de l'enclume et du marteau en bas, en dedans et en avant, tandis que le manche est repoussé en dehors, ce qui relâche le tympan.

Ces deux muscles ont donc une action opposée; le tenseur augmente la concavité du tympan, tandis que le muscle de l'étrier la diminue. Ce sont donc des muscles antagonistes, analogues comme fonction aux extenseurs et aux fléchisseurs d'un membre.

Nous avons vu que le muscle interne du marteau ou tenseur était innervé par la branche motrice du trijumeau, comme l'a démontré Politzer.

Cette communauté d'innervation avec les muscles masticateurs explique pourquoi la contraction énergique de ceux-ci s'accompagne d'une contraction du tenseur (Fich) qui se traduit par un léger claquement. Certaines personnes ont la faculté de produire à volonté la contraction du tenseur; nous citerons Bérard, Müller, Wollaston.

Le muscle de l'étrier est innervé par le facial qui le côtoie. Lucœ a observé qu'en contractant fortement l'orbiculaire des paupières il y a contraction du muscle de l'étrier et propulsion en dehors du tympan, ainsi que le prouve le manomètre auriculaire.

Je dois vous signaler l'opinion de Bonnafond qui diffère notablement de ce que je viens de vous exposer.

Pour Bonnafond la tension exercée sur le tympan par le muscle interne du marteau ne serait pas générale mais partielle. Il fait remarquer que le tympan ne saurait être tendu également sur toute sa surface, à moins que la traction n'ait lieu dans une direction perpendiculaire à son axe. Or, ce n'est pas le cas, car le manche du marteau tiré en dedans et en avant tend la moitié postérieure et relâche la moitié antérieure.

La contraction du muscle de l'étrier tirant en arrière et en dehors la tête de cet osselet et la longue apophyse de l'enclume, la tête de ce dernier est poussée en avant avec la tête du marteau; le manche, suivant un mouvement contraire, est donc tiré en dedans et en arrière, et tend la moitié antérieure du tympan, tandis que la moitié postérieure est relâchée.

Pour Bonnafond le muscle interne du marteau et le muscle de l'étrier seraient donc tous les deux des tenseurs, le premier de la moitié postérieure, le second de la moitié antérieure du tympan. La tension de la totalité du tympan exigerait la contraction synergique des deux muscles.

Conséquent avec sa théorie, il admet que des sons différents de hauteur font vibrer des portions différentes du tympan; les sons graves exigeraient la tension de la moitié antérieure, et les sons aigus la tension de la moitié postérieure. La plupart des auteurs admettent, au contraire, que le muscle de l'étrier modère l'enfoncement de la base de l'étrier dans la fenêtre ovale et empêche ainsi un ébranlement trop considérable du labyrinthe.

Ce qui le prouve, c'est que son défaut d'action, dans la paralysie faciale, est accompagné de ce qu'on appelle l'ouïe douloureuse (Landouzy).

La délicatesse du mécanisme de l'oreille moyenne explique la fréquence de ses troubles fonctionnels dus à l'épaississement de la muqueuse de la caisse, aux raideurs articulaires ou ankyloses, aux brides conjonctives ou aux adhérences, etc.

Politzer a fait une étude expérimentale du plus grand intérêt (*Arch, für Ohr* 1871) dont voici les conclusions :

1° Les notes d'un harmonium étaient conduites par un tube à la membrane du tympan d'une préparation anatomique de l'oreille ; il en résulta que : pour une même intensité des notes agissant sur la membrane, l'intensité des vibrations des osselets est moindre pour les notes basses que pour les notes élevées qui dépassent le registre moyen ; pour des notes très élevées, l'intensité des vibrations diminue de nouveau.

2° Si l'on prononce des mots dans le conduit auditif par un tube acoustique, les osselets présentent autant d'ébranlements que le mot a de syllabes. La plus grande excursion de l'ébranlement correspond à la voyelle de la syllabe.

3° Si l'on surcharge certaines parties de la membrane du tympan par une boulette de cire ou une petite baguette, l'intensité des vibrations des osselets ne diminue qu'à un faible degré ; mais si l'on place cette charge sur le marteau ou sur un autre osselet, si, par conséquent, on crée un obstacle analogue à celui qui résulte de l'exsudat et des adhésions dans les maladies de l'oreille moyenne, l'excursion vibratoire est fortement diminuée.

4° Si, pendant que les osselets sont ainsi chargés, on fait agir sur la membrane tympanique des notes basses et des notes élevées, on observe une vibration relativement plus forte pour les notes élevées que pour les notes basses.

De même, les ébranlements provoqués par la prononciation

des mots dans le tube sont notablement moindres que pour les notes musicales.

Ces résultats concordent avec ceux que l'on observe en clinique. Des modifications du tympan, telles que cicatrices, dépôts calcaires, perforations, altèrent moins la faculté auditive que des produits pathologiques (adhésions, ankyloses) qui gênent la vibration des osselets. On trouve aussi qu'en pareil cas, les notes élevées sont généralement mieux entendues que les notes basses et que la perception du langage est plus altérée que l'audition des notes musicales.

5° Si l'on détruit artificiellement la membrane, les vibrations du marteau deviennent plus faibles; mais en mettant la plaque de caoutchouc d'un tympan artificiel en contact avec le manche du marteau, les vibrations reviennent plus fortes.

On voit que les données expérimentales corroborent les faits fournis par la clinique : les lésions du tympan ou des osselets entraînent d'abord la surdité pour les sons bas qui ne déterminent pas des ébranlements aussi étendus de la chaîne des osselets que les sons de tonalité moyenne ou élevée.

L'absence du marteau et de l'enclume est-elle suivie d'une surdité complète? La clinique répond par la negative. On observe des cas, en effet, où le tympan est détruit dans la plus grande partie de son étendue, où le manche et l'enclume ont été éliminés par la suppuration, et où l'audition n'est pas complètement abolie, même pour la parole.

Les troubles fonctionnels les plus graves surviennent quand l'étrier est adhérent par sa base ou ses branches aux parois de la fosse ovale, qu'il s'agisse d'une ankylose osseuse ou de brides conjonctives qui diminuent ou suppriment sa mobilité. Si vous vous rappelez que l'amplitude de ses mouvements ne dépasse pas un 15ᵉ de millimètre, vous ne serez pas surpris que la moindre lésion siégeant à son niveau est capable de l'immobiliser.

De ce fait que l'existence des osselets n'est pas indispensable à l'audition, certains auteurs ont conclu que les vibrations aériennes passaient par le tympan secondaire qui ferme la fenêtre ronde, et que les osselets ne jouaient qu'un rôle secondaire.

En supposant qu'il faille réfuter pareille théorie, il suffirait, comme l'a fait Brooke, de rappeler que la transmission des sons par l'air et les solides ne se fait pas avec la même rapidité. La vitesse de propagation du son par l'air est de 540 mètres en moyenne par seconde, et par les solides 10 à 15 fois plus grande, de sorte qu'un même son arriverait d'abord à l'oreille interne par la voie solide des osselets et un certain temps après par la fenêtre ronde; le même son serait perçu deux fois.

Sans invoquer cet argument de physique, la clinique plaide victorieusement contre cette théorie.

Il n'est point douteux que les sons se transmettent par la chaîne des osselets et que le tympan secondaire ne participe point à l'état normal à cette transmission.

La forme coudée que présente la chaîne conduit aussi bien le son que si elle était rectiligne, ainsi que l'a prouvé Toynbee, et elle a cet avantage précieux, par la décomposition des mouvements, de s'opposer à une poussée trop brusque ou trop violente de l'étrier dans la fenêtre ovale.

Quand on projette un courant de liquide avec trop de force, ou on comprime l'air dans le conduit auditif sous une certaine pression, ou, si on repousse avec le stylet le manche du marteau ou la tête de l'étrier mise à nu, on provoque un vertige plus ou moins intense; cela indique, quelle que soit la nature des lésions observées dans le reste de la caisse, que l'étrier est mobile.

C'est un signe sur lequel M. Gellé a attiré l'attention et qui permet de diagnostiquer l'état fonctionnel de cet osselet : il l'appelle épreuve des pressions centripètes.

Pendant que l'étrier est ainsi repoussé dans la fenêtre ovale, le diapason appliqué sur le crâne n'est plus perçu par le sujet ou l'est moins qu'à l'état normal.

Si on ausculte l'oreille avec le tube otoscopique pendant que l'on pratique la douche d'air, on perçoit à l'état normal un bruit de décollement suivi d'un claquement dû au redressement du tympan.

A l'état pathologique, le bruit perçu peut être sec ou humide, suivant que la trompe et la caisse contiennent ou non un exsudat humide; nous y reviendrons à la séméiologie.

PHYSIOLOGIE DES CELLULES MASTOÏDIENNES

Tous les os de l'économie, pour peu qu'ils soient épais, sont formés par deux couches extérieures de tissu compact entre lesquelles se trouve du tissu osseux spongieux aréolaire, à cellules plus ou moins grandes.

L'apophyse mastoïde n'échappe pas à cette loi anatomique qui a pour effet de rendre l'os plus léger et partant plus mobile, sans pour cela diminuer sa résistance.

Il existe cependant une différence capitale : c'est que la moelle osseuse contenue dans les aréoles du tissu spongieux est remplacée dans l'apophyse mastoïde, par de l'air, d'où le nom de cellules pneumatiques, donné aux cavités qui la constituent; de plus, les cloisons sont recouvertes par une muqueuse qui est la continuation de celle de l'oreille moyenne.

Quel est le rôle de l'apophyse mastoïde dans l'audition?

On doit remarquer d'abord que dans un 5e des cas (Zuckerkandl) l'apophyse est scléreuse, c'est-à-dire que les cavités ou cellules sont réduites à des dimensions minima. Ce fait de l'inconstance des grandes cellules prouve que leur rôle est nul ou très secondaire dans l'audition.

L'anatomie comparée permet de jeter un peu de lumière sur ce point obscur de physiologie.

Tout d'abord, chez le nouveau-né, l'apophyse mastoïde est à l'état rudimentaire, car elle ne présente qu'une seule cavité communiquant très largement avec la caisse dont le volume ne dépasse pas celui de l'antre mastoïdien.

La quantité d'air contenue dans les deux cavités est donc double de celle qui existerait si la caisse était isolée; par conséquent, les variations de pression de l'air de la caisse sont moins brusques que si la cavité totale était réduite de moitié.

La cavité du tympan, dit Mathias Duval, est à l'état normal fermée de tous côtés; or, le tympan n'étant qu'une cavité fort petite, les changements trop brusques dans la tension de cette mince couche d'air appliquée à la face interne de la membrane tympanique, auraient sans doute une influence fâcheuse sur cette membrane, influence qui sera palliée par la présence d'une nouvelle cavité ajoutant sa capacité à celle de la chambre tympanique proprement dite; et, en effet, plus les animaux sont exposés à de brusques et considérables changements de pression atmosphérique, comme les oiseaux qui s'élèvent très haut dans les airs, plus leurs cellules mastoïdiennes sont développées et même en communication avec d'autres cavités osseuses surnuméraires (Dict. Jaccoud).

M. Gellé, qui a étudié les variétés de forme de l'apophyse mastoïde et de la caisse chez plusieurs espèces animales, a constaté que moins les cavités mastoïdiennes sont développées, plus la caisse est spacieuse (chiens, félins, singes d'ordre inférieur). Chez les singes d'ordre plus élevé, existe une saillie osseuse qui représente l'apophyse mastoïde, mais c'est chez l'homme que celle-ci atteint son développement le plus complet.

La théorie que nous venons d'exposer est celle qui est le plus généralement admise (Duverney, Itard, Trœltsch, etc.) malgré Scarpa, Lincke, Schwartze, Eysell, qui en font un appareil résonateur.

Quand on ausculte l'apophyse mastoïde, on perçoit nettement les bruits qui se passent dans l'oreille moyenne, comme l'avait remarqué Laënnec. C'est un procédé de diagnostic qui peut avoir une certaine utilité et qui pourrait peut-être permettre de juger si l'apophyse est pneumatique ou scléreuse, normale ou lésée.

PHYSIOLOGIE DE LA TROMPE D'EUSTACHE

Le canal tubaire a pour fonction d'établir l'équilibre de pression entre l'air extérieur et l'air contenu dans la caisse. Si la pression de ce dernier est plus faible que la pression atmosphérique il y a enfoncement du tympan; si, au contraire, il est à une pression plus élevée, le tympan est repoussé en dehors. Il faut donc que la caisse soit en communication fréquente avec l'air extérieur pour que l'équilibre ne soit pas rompu; j'ai employé à dessein l'expression fréquente, mais non permanente, parce qu'à l'état normal, la trompe est fermée par l'accolement de la lame fibreuse à la partie cartilagineuse.

Rüdinger pensait qu'il existait à là partie supérieure du canal tubaire, sous le crochet cartilagineux, un espace de 4 à 5 millimètres qui n'était pas fermé et qui établissait une communication constante de la caisse avec le pharynx. Trœltsch (1) a étudié de nouveau la question et contredit l'opinion de M. Rüdinger (2). Ce dernier a fait de nouvelles recherches d'anatomie comparée qui sont favorables à sa théorie.

On admet actuellement que la trompe est fermée à l'état normal et qu'elle ne s'ouvre que par intermittence, sous l'influence de certains actes pathologiques.

Quand on avale, on perçoit un claquement un peu prolongé qui est produit par le décollement de la portion fibreuse de la trompe; aussitôt l'air se précipite dans la caisse. Mais, si on avale pendant que les narines sont fermées avec les doigts, on éprouve une sensation de plénitude, de tension dans les oreilles qui ne disparaît qu'après un nouveau mouvement de déglutition, le nez ouvert. Le premier mouvement aspire l'air contenu dans l'oreille moyenne et provoque un enfoncement du tympan : d'où sensation de tension et même de vertige qui persiste, grâce à la fermeture du canal tubaire, ce qui milite contre l'opinion de Rüdinger. Car, si le canal de Rüdinger existait, l'équilibre de l'air contenu dans la caisse et de l'air extérieur se rétablirait spontanément; or, il n'en est rien. Il faut un nouveau mouvement de déglutition, le nez libre, pour établir la différence de pression.

Quand on souffle fortement, les narines fermées, l'air pénètre avec force dans les caisses et produit un double bruit : un bruit sec que détermine le redressement du tympan et un bruit plus moelleux, plus humide, qui est dû au décollement des parois tubaires.

La pression nécessaire pour faire pénétrer l'air dans la caisse est, à l'état normal, équivalente à une pression de 10

1. *De la fonction de la trompe d'Eustache. In Arch. f. Ohr.*, III.
2. *Monatsschrift fur Ohr.*, 1867.

à 40 millimètres de Hg, ce qui représente 1/76e à 1/19e d'atmosphère (Hartmann, Gellé). Quand la trompe est rétrécie, la pression nécessaire pour ventiler la caisse est double ou quadruple.

On peut étudier l'effet des variations de pression sur le tympan, en se servant du manomètre auriculaire de Politzer qui se compose simplement d'un tube de 2 à 3 millimètres de diamètre, recourbé en U et pourvu d'un prolongement latéral que l'on introduit hermétiquement dans le méat.

On verse dans le tube une goutte de liquide coloré qui tombe dans la partie inférieure de l'anse. Si le tympan est repoussé en dehors, l'index coloré est chassé dans le même sens; si le tympan est attiré en dedans, l'index se dirige du côté de l'oreille. On peut ainsi suivre de l'œil le sens et l'amplitude des mouvements imprimés au tympan.

On peut aussi se servir de la méthode graphique pour inscrire ces mouvements sur un cylindre recouvert de papier noirci.

Il est encore une preuve physiologique de l'ouverture de la trompe pendant les mouvements de déglutition. Elle a été donnée en 1869 par Politzer, qui en a fait un moyen de diagnostic du rétrécissement tubaire (*Ann. des maladies de l'oreille*, 1892). Elle est la suivante : .

Si l'on tient devant les narines un diapason en vibration, on entend dans les deux oreilles un son également faible; mais, au moment de la déglutition le son du diapason est notablement renforcé (1) dans les deux oreilles, les ondes sonores pénétrant librement, par les trompes ouvertes, dans les deux caisses (Politzer).

Les ondes sonores peuvent donc suivre la voie tubaire quand elle est ouverte, contrairement à l'opinion de Voltolini.

Il existe un état pathologique passager ou durable qui donne lieu à des symptômes particuliers : c'est la béance de la trompe d'Eustache.

---

1. La différence d'intensité du son est peu marquée et échappe à beaucoup de personnes, même à l'état normal ; on peut la rendre beaucoup plus évidente en plaçant le diapason sur le gobelet d'un téléphone à ficelle emboîtant le nez.

Dans cet état, les trompes restent constamment ouvertes et la caisse communique largement avec le pharynx. Le sujet atteint de béance de la trompe entend résonner sa voix, la respiration nasale est perçue comme un bruit de souffle, etc. ; le malade redoute de parler pour éviter ces bruits pénibles et éprouve une sensation de gêne dans l'oreille qui le porte à la secouer avec le doigt pour en faire disparaître les désagréments.

Vous voyez, par l'énumération de ces quelques symptômes, les inconvénients que présente une trompe toujours ouverte. Aussi est-elle fermée à l'état de repos, et elle ne s'ouvre que pendant la déglutition. Les mouvements de déglutition sont provoqués, en dehors du passage des aliments, par le besoin de déglutir un peu de salive; la sécrétion salivaire est donc liée dans une certaine mesure au bon fonctionnement de l'oreille moyenne.

Les physiologistes font remarquer que cette sécrétion, presque inutile chez certains carnivores au point de vue de la digestion, n'existe que pour provoquer de temps à autre un mouvement de déglutition destiné à ouvrir la trompe d'Eustache (Matthias Duval). On pense que la corde du tympan qui se rend aux glandes salivaires, après avoir traversé la caisse, sert de régulateur à la secrétion de la salive.

Nous avons vu à l'anatomie de la trompe d'Eustache que deux muscles principaux s'y insèrent : les péristaphylins. Le péristaphylin attire en avant la portion fibreuse et la détache du cartilage tubaire.

Cette action est aidée par le péristaphylin interne qui, en se contractant, attire en bas la paroi inférieure fibreuse de la trompe.

On comprend que, lorsque ces muscles cessent d'agir, soit parce qu'ils sont paralysés, soit parce qu'ils sont gênés par des adhérences, des tumeurs du pharynx, il survient des troubles fonctionnels du côté de l'oreille moyenne.

Ce n'est là du reste qu'une des causes la moins importante des affections de la caisse; la plus importante de beaucoup est l'inflammation de la muqueuse rhinopharyngée qui envahit, par continuité, la muqueuse tubaire, puis l'oreille moyenne.

Si les otites ne sont pas aussi fréquentes que semblerait le faire croire le grand nombre de coryza ou de pharyngites que l'on observe, cela peut tenir au pouvoir microbicide du mucus nasal, mis en évidence par Wurtz et Lermoyez, et aussi à ce que bien des inflammations légères de la caisse passent inaperçues ou disparaissent après guérison de la maladie primitive.

ANATOMIE DE L'OREILLE INTERNE

Les parties de l'organe auditif que nous avons étudiées usque-là ne servent qu'à concentrer et diriger les vibrations sonores vers les expansions terminales du nerf acoustique contenues dans l'oreille interne ou labyrinthe.

Dans l'oreille interne, nous aurons à étudier le vestibule, les canaux demi-circulaires osseux, le conduit auditif interne et le limaçon osseux, puis les parties membraneuses que ces diverses cavités contiennent.

En dedans du promontoire et séparée par une lamelle osseuse de 2 à 3 millimètres d'épaisseur, se trouve une assez vaste cavité, le vestibule, qui, comme son nom l'indique, est le point où convergent toutes les autres cavités.

Ses dimensions sont les suivantes : 3 à 4 millimètres pour le diamètre transversal, 4 à 5 millimètres pour le vertical et 5 à 6 millimètres pour l'antéro-postérieur.

Au vestibule aboutissent 6 grandes ouvertures dont 5 pour les canaux demi-circulaires, et la 6e pour la rampe vestibulaire du limaçon ; il en est 2 autres qui sont virtuelles parce qu'elles sont obturées ; ce sont : la fenêtre ovale fermée par la base de l'étrier, et la fenêtre ronde obturée par le tympan secondaire ; mais, sur une pièce sèche, ces orifices sont largement ouverts.

La paroi externe du vestibule qui répond à la paroi interne de la caisse se trouve en haut l'orifice de la fenêtre ovale et, en arrière de celui-ci, celui de la fenêtre ronde qui ont été décrits précédemment.

Sur la paroi interne, on observe une crête demi-circulaire qui divise la cavité du vestibule en deux parties inégales : la supérieure, plus spacieuse, est appelée fossette elliptique et contient un sac membraneux, l'utricule ; l'inférieure ou fossette hémisphérique contient le saccule. De la crête du vestibule part un cordon saillant qui contourne le bord supérieur de la fossette hémisphérique pour se terminer au-dessus de la fenêtre ovale sous forme d'une pointe appelée pyramide du vestibule.

Sur la paroi supérieure se trouve l'orifice ampullaire du canal vertical supérieur.

Sur la paroi postérieure débouchent l'orifice postérieur du canal demi-circulaire horizontal, l'orifice de la branche commune des deux canaux demi-circulaires verticaux, et enfin l'orifice ampullaire du canal vertical postérieur et du canal horizontal.

Sur la paroi postérieure de la fossette hémisphérique se trouve l'orifice de la rampe vestibulaire du limaçon.

En dehors de ces grands orifices on trouve dans le vestibule une multitude de petits orifices qui se groupent et forment un véritable crible, à travers lequel vient s'exprimer le nerf auditif, d'où le nom de taches criblées.

La tache criblée supérieure siège vers la pyramide du vestibule ; elle est formée d'une vingtaine de trous que traversent les filets nerveux qui se rendent à l'utricule et aux ampoules des canaux supérieur et horizontal.

La tache criblée moyenne formée de 13 à 15 ouvertures, est située à la partie inférieure et externe de la fossette hémisphérique ; elle laisse passer les nerfs qui vont au saccule.

La tache criblée inférieure constituée par le groupement de 8 trous est placée à l'orifice ampullaire du canal vertical postérieur, auquel elle fournit les nerfs.

Enfin une quatrième tache donne passage au rameau du nerf cochléen qui se termine dans la paroi commune des deux vésicules membraneuses du vestibule.

CANAUX DEMI-CIRCULAIRES OSSEUX

Comme l'indique leur nom, ce sont des canaux osseux plus que demi-circulaires, car ils représentent à peu près les trois quarts du contour d'une circonférence. La longueur est de 22 millimètres pour le supérieur, 24 millimètres pour le postérieur et 15 millimètres pour l'horizontal. Leur diamètre moyen est de 1^{mm},5.

Au nombre de 3, ils se distinguent les uns des autres par leur direction : le supérieur, dirigé d'avant en arrière, est, sur le temporal d'un nouveau-né, très visible extérieurement où il se présente sous la forme d'une ligne blanche saillante, constituée par du tissu osseux compact; son plan est presque perpendiculaire à l'axe du rocher.

Le canal postérieur presque parallèle à la face postérieure du rocher est vertical aussi, dans un plan perpendiculaire

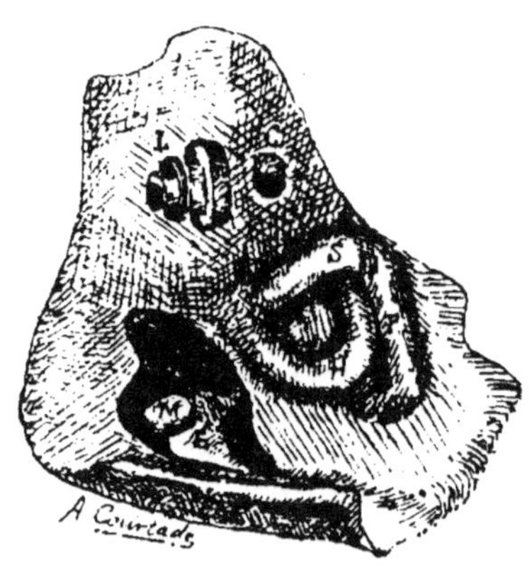

Fig. 12. — Temporal du nouveau-né (léger grossissement).
(Le toit de la caisse est enlevé; les canaux semi-circulaires sont dégagés et le limaçon ouvert.)

EI, écaille du temporal ; — M, tête du marteau ; — E, enclume ; — C, conduit auditif interne ; — S, canal demi-circulaire supérieur ; — P, canal demi-circulaire postérieur ; — H, canal demi-circulaire horizontal ; — L, limaçon.

au plan du précédent, mais il est situé plus en dehors que lui. La portion culminante de sa courbe regarde l'écaille du temporal. C'est à l'angle d'intersection des deux plans de ces canaux que se trouve la portion qui leur est commune et qui a 2 à 3 millimètres de long.

Le canal horizontal a aussi sa convexité tournée en dehors mais il est situé entre les précédents, suivant un plan horizontal.

Sur un temporal de nouveau-né, ils sont formés par du tissu osseux compact qui tranche par sa couleur blanche sur la couleur gris rougeâtre du tissu osseux, spongieux qui les enveloppe; on peut donc assez facilement les isoler. Chez l'adulte, au contraire, le tissu osseux qui les entoure est aussi compact que leur paroi propre, ce qui rend l'isolement impossible.

Chaque extrémité des canaux s'ouvre par un orifice spécial dans le vestibule, sauf les canaux verticaux qui se réunissent par une de leurs extrémités pour ne former qu'un canal commun.

Il n'y a donc que 5 orifices pour 5 canaux; chacun de ceux-ci présente une dilatation ou ampoule de $2^{mm},5$ de long sur $2^{mm},2$ de diamètre, avant de se jeter dans le vestibule : cet orifice porte le nom d'ampullaire.

Dans leur ensemble, les canaux demi-circulaires sont situés en arrière et au-dessus de la caisse; le canal horizontal est situé dans la partie culminante de sa courbure à 1 millimètre au-dessus du canal de Fallope qui forme le bord supérieur de la fenêtre ovale.

Les parois du vestibule et des canaux demi-circulaires sont tapissées par un périoste très mince.

LIMAÇON OU COCHLÉE

Le limaçon répond à la moitié antérieure du promontoire; une perforation pratiquée en ce point pénétrerait directement dans sa cavité; il est donc situé en avant, en bas et en dedans des canaux demi-circulaires.

Son nom indique assez sa forme, celui d'une coquille de limaçon, contournée près de 5 fois sur un axe central appelé columelle ou modiolus. Chez l'adulte et même chez l'enfant, il est impossible d'isoler le limaçon parce que sa paroi est fusionnée avec le tissu compact qui l'entoure. On ne peut donc décrire une paroi externe qui est toute théorique; mais chez le fœtus, on peut facilement dégager la paroi externe du tissu osseux voisin qui est encore spongieux.

L'axe autour duquel s'enroule le limaçon n'est pas cylindrique, mais conique; il part du fond du conduit auditif interne dont il continue la direction en avant et en dehors. Son diamètre, qui est de 2 millimètres au niveau du premier tour de spire, diminue rapidement, de sorte que la columelle ne forme plus, vers le dernier demi-tour, qu'une lamelle caliciforme appelée infundibulum.

Sa base, qui constitue une partie du fond du conduit auditif interne, présente une multitude de petits orifices répartis dans une double série de fossettes et suivant une double ligne de spirale, d'où le nom de lame criblée spiroïde que lui donne Sappey. Chacun de ces trous conduit un filet nerveux de l'auditif jusque dans le canal central de la columelle.

Le sommet de la columelle, situé à 1 millimètre de distance de la voûte du limaçon, présente un orifice qui est l'aboutissant du canal central de la columelle.

Pour se faire une idée de la coquille du limaçon qu'on se figure une moitié de cône, partagé suivant son plan central, enroulé autour de la columelle, de façon à faire deux tours et demi et on aura la configuration de la lame osseuse qui forme la paroi extérieure de la cochlée : on l'appelle lame des contours.

Les parois de l'hémicône qui se touchent, se fusionnent et se fixent à la columelle, isolant ainsi un tour de spire du suivant ; la cavité en spirale qui en résulte présente, sur une coupe transversale, la forme d'un demi-cercle de 2 millimètres de diamètre au niveau de la première spire.

La cavité ainsi formée est divisée en deux parties égales par une cloison osseuse incomplète qui naît de la columelle et qui monte en spirale, comme un escalier tournant le fait autour de son axe. Cette cloison, appelée lame spirale, commence au-dessus de la fenêtre ronde et se termine au commencement du troisième tour par un crochet ou bec (*hamulus, rostrum laminæ spiralis*). Son bord interne adhère au modiolus ; le bord externe n'atteint pas la face opposée de la cavité de la spire, mais à ce bord externe vient s'insérer la membrane basilaire qui complète le cloisonnement et qui divise ainsi la cavité d'une spire en deux compartiments appelés rampes : l'une de ces rampes conduit au vestibule, d'où le nom de rampe vestibulaire, l'autre à la fenêtre ronde : c'est la rampe tympanique.

Les deux rampes communiquent entre elles, sous la coupole du limaçon par un orifice appelé hélicotrème, dont l'étymologie signifie trou du limaçon (Breschet).

La lame spirale est formée de deux lamelles de tissu osseux compact réunies par du tissu spongieux parsemé de canaux qui laissent passer les filets du nerf auditif.

La largeur de la lame spirale décroit rapidement à mesure qu'elle descend, mais cette diminution est compensée par l'augmentation de largeur de la portion membraneuse qui la continue — membrane basilaire — que nous étudierons avec les parties molles du limaçon.

Le vestibule et le limaçon communiquent avec l'extérieur par de petits canaux appelés aqueducs.

L'aqueduc du vestibule s'ouvre sur la paroi interne du vestibule d'une part et à la partie moyenne de la face postérieure du rocher d'autre part. Cet orifice extérieur en forme de fente est situé immédiatement au-dessus de la fosse jugulaire. Le canal très étroit contient un prolongement de la dure-mère, une artériole, une veinule, enfin le canal endolymphatique.

L'aqueduc du limaçon part de la rampe tympanique du limaçon, un peu en dedans de la fenêtre ronde et aboutit au bord postéro-inférieur du rocher, en dedans de la fosse jugulaire. Comme le précédent il contient un prolongement de la dure-mère et des vaisseaux.

Cependant ces aqueducs ne sont pas absolument remplis par les tissus fibro-vasculaires, puisqu'on peut les injecter avec des liquides colorés ou des mélanges très fluides (Weber-Liel).

Rüdinger aurait observé, partant du sac intra-dural de l'aqueduc du vestibule, une série de canaux pénétrant dans l'épaisseur de la dure-mère qui représenteraient des canaux de décharge pour la périlymphe.

CONDUIT AUDITIF INTERNE

Ce conduit part de la face postérieure du rocher pour se terminer en fossette, après un trajet de 9 à 10 millimètres.

Cette fossette est divisée par une crête horizontale en deux parties : la supérieure présente, en avant, l'entrée de l'aqueduc de Fallope, et en arrière une dépression percée de nombreux orifices très petits qui laissent passer la branche supérieure du nerf vestibulaire.

La fossette inférieure est elle-même subdivisée par une crête verticale en deux parties : l'antérieure ou fossette cochléenne répond à la base de la columelle (lame criblée spiroïde) et la postérieure ou fossette vestibulaire est percée de nombreux orifices qui conduisent, les uns, à la tache criblée moyenne, d'autres à l'ampoule du canal postérieur.

LABYRINTHE MEMBRANEUX

Le squelette du labyrinthe que nous venons d'étudier contient des organes dont l'ensemble constitue le labyrinthe membraneux.

Utricule. — Le vestibule membraneux se compose de deux petits sacs : le supérieur, situé dans la fossette elliptique, est l'utricule, et l'inférieur, plus petit, placée dans la fossette hémisphérique, porte le nom de saccule.

Ces poches n'ont pas exactement les dimensions de la cavité osseuse qui les contient, de sorte qu'elles sont flottantes dans certaines parties et adhérentes à d'autres : c'est ainsi que, en bas et vers la base de l'étrier, l'utricule est libre ; l'intervalle compris entre ces deux sacs membraneux et la paroi osseuse est rempli d'un liquide que l'on appelle la périlymphe.

Canaux demi-circulaires. — Dans l'utricule viennent se jeter les canaux demi-circulaires membraneux par des orifices que je vous ai décrits. La forme de ces canaux membraneux est celle des canaux osseux, mais leur diamètre est bien moins grand, car il n'est guère que le tiers de celui du canal osseux. Ils adhèrent à celui-ci par la face périphérique et y sont suspendus comme le sont les conduites de gaz sous la voûte d'un égout.

Les conduits membraneux sont rattachés au côté opposé du conduit osseux par des faisceaux de tissu conjonctif, de sorte qu'ils ne peuvent flotter librement dans la cavité ; l'intervalle est rempli de périlymphe.

Au niveau de l'orifice ampullaire du canal osseux, le canal membraneux s'agrandit et tapisse la presque totalité de la surface de l'ampoule.

Sur la face interne de l'ampoule on voit une saillie transversale blanc jaunâtre placée près de l'orifice utriculaire de l'ampoule : c'est la crête auditive à laquelle se rendent les terminaisons du nerf ampullaire.

D'après Rüdinger, la face interne des canaux membraneux présente des proéminences papilliformes qui manquent sur la portion adhérente à l'os.

À la partie supérieure et interne de l'utricule on trouve un point de 2 millimètres d'étendue, de couleur jaune, plus épais que le reste de la paroi : c'est la tache auditive. C'est sur la tache auditive que l'on trouve des corpuscules calcaires désignés sous le nom d'otoconies, d'otolithes ou de sable auditif (Breschet) ; les cellules qui la tapissent sont fusiformes et pourvues de cils.

Le reste de la paroi de l'utricule est tapissé par un épithélium pavimenteux qui recouvre une couche vasculaire de tissu conjonctif.

Les cavités des canaux membraneux et du vestibule membraneux sont remplies par l'endolymphe.

Saccule. — La saccule située dans la fossette hémisphérique est une poche membraneuse de $1^{mm},6$ de diamètre qui, par sa paroi supérieure, est adossée à l'utricule, sans qu'il y ait communication de l'un à l'autre .

De la partie inférieure du saccule, part un petit canal, le *canalis reuniens*, qui va s'ouvrir à angle droit dans un autre canal qui appartient au limaçon et qui pour cela est appelé cochléaire.

Le saccule dont la structure est analogue à celle de l'utricule présente comme ce dernier une tache acoustique sur sa paroi postérieure.

La communication du saccule avec l'utricule se fait par un canal émané de chacun d'eux qui se réunissent en un seul pour constituer le canal endolymphatique qui suit le trajet de l'aqueduc du vestibule pour se terminer en cul-de-sac sur la face postérieure du rocher.

Limaçon membraneux. — Nous avons |vu que la cavité d'une spire du limaçon est partagée en deux parties par la lame spirale, qui contient le *canal de Rosenthal*, destiné au passage des filets nerveux; le bord libre de la *lame spirale* s'épaissit au dépens du périoste qui le recouvre pour former la *protubérance de Huschke*, duquel part la *membrane de Reissner*.

Le cloisonnement de la lame spirale est complété par la *membrane basilaire* qui s'attache, d'une part, au bord libre (lèvre inférieure) de la lame spirale et d'autre part à la paroi opposée de la cochlée, sur *le ligament spiral saillant*.

Ce ligament spiral se présente sous la forme d'un bourrelet triangulaire, situé en regard de la lame osseuse spirale, et formé par l'épaississement du périoste; la couleur foncée qu'il présente est due à l'abondance des vaisseaux, d'où le nom de *strie vasculaire*, et à des cellules polygonales remplies de granulations pigmentaires.

De la face supérieure du bord libre de la lame spirale, part une autre membrane qui va rejoindre la paroi opposée du canal : c'est la *membrane de Reissner*.

De cette disposition, il résulte que la cavité du limaçon est divisée en trois parties : l'inférieure porte le nom de rampe tympanique; la supérieure, rampe vestibulaire, et la moyenne, comprise entre les membranes basilaire et de Reissner, constitue le canal cochléaire. Ce dernier canal communique avec le saccule par le canalis reuniens, tandis que les rampes restent séparées dans toute la longueur du limaçon, sauf sous la coupole où elles communiquent l'une avec l'autre par l'hélicotrème.

Les rampes contiennent de la périlymphe tandis que le canal cochléaire est rempli d'endolymphe; il constitue le limaçon membraneux proprement dit, car il renferme les organes délicats auxquels se rendent les fibres terminales du nerf auditif.

Le canal cochléaire présente, sur une coupe transversale d'une spire du limaçon, la forme d'un triangle qui a pour côtés la membrane basilaire, la membrane de Reissner et le ligament spiral qui en forme la base concave.

La membrane basilaire n'a pas une texture uniforme dans toute sa largeur; on y distingue trois parties : l'interne, la plus rapprochée de la columelle, est percée de nombreux

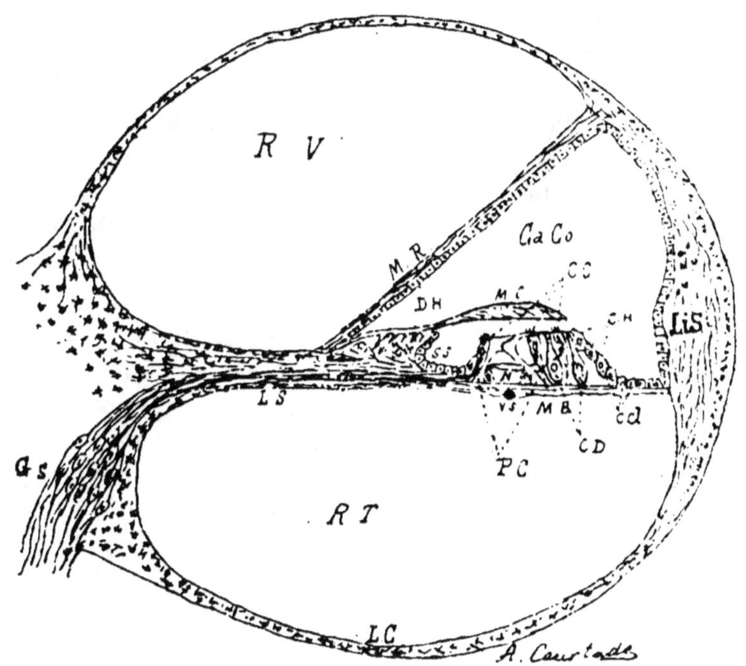

Fig. 13. — Coupe transversale d'une spire du limaçon.

LC, lame des contours; — LS, lame spirale; —LiS, Ligament spiral : — RI, rampe tympanique; — RV, rampe vestibulaire; — CaCo, canal cochléaire; — MB, membrane basilaire; — MR, membrane de Reissner; — GS, ganglion spiral; — DH, Dents de Huschke; — SS, sillon spiral; — PC, piliers de Corti. — CC, cellules ciliées de Corti; — MC, membrane de Corti; — CD, cellules de Deiters; — CH, cellules de soutien de Hensius; — CU, cellules intermédiaires de Claudius; — VS, vaisseau spiral; — N, filets nerveux qui traversent l'arc de Corti pour se rendre aux cellulea ciliées.

orifices pour le passage des filets nerveux (zona perforata), la moyenne est sous-jacente à l'organe du Corti (zona arcuata) et l'externe est striée (zona pectinata).

Elle est composée de trois couches : une inférieure, hyaline, la moyenne fibreuse et striée et la supérieure épithéliale; sous la couche inférieure on trouve un vaisseau, le .vaisseau spiral entouré de tissu conjonctif.

La membrane de Reissner n'est point conjonctive; elle contient quelques noyaux elliptiques et un réseau capillaire à larges mailles; la face qui regarde le canal cochléaire est tapissée d'un épithélium simple.

Le bord libre de la lame spirale osseuse forme un bourrelet par épaississement du périoste.

La face supérieure de ce bourrelet est recouverte de saillies en forme de papilles qui s'avancent jusqu'au bord libre où elles prennent la forme de dents (*dents auditives*); leur nombre serait pour toute la longueur du limaçon de 2500.

Au-dessus des dents auditives, on trouve le *sillon spiral interne*, produit par la forme concave du bord du bourrelet.

En dehors de ce sillon, est l'organe de Corti, formé de *fibres ou piliers* : les unes sont *internes*, les autres, *externes.*

Les premières fibres sont inclinées en dehors par leur extrémité supérieure et les secondes en dedans, de sorte qu'entre les *pieds des piliers* qui reposent sur la membrane basilaire existe un intervalle qui forme l'*arc de Corti.*

La tête des piliers internes, convexe, s'articule avec la tête concave des piliers externes; les piliers externes sont plus nombreux que les internes dans la proportion de 5 à 3 (Urban Pritchard).

Les piliers externes présentent, au-dessus de leur cavité articulaire, un prolongement dirigé en dehors et qui forme la *lame réticulaire.*

Dans l'angle aigu formé par les pieds des piliers et la membrane basilaire on trouve des cellules à noyau : cellules basilaires.

En dedans des piliers internes, on remarque une rangée de *cellules ciliées*, et en dehors des piliers externes 4 ou 5 rangées de cellules s'effilant en pointe du côté de la membrane basilaire, mais formant un *plateau* par l'autre extrémité, plateau muni de *cils acoustiques* qui traversent la *lame réticulaire.* Ces cellules ciliées de Corti, — qu'il ne faut pas confondre avec les fibres ou piliers de Corti de nature élastique — sont séparées l'une de l'autre par d'autres cellules à noyau, en forme de massue dont la grosse extrémité repose sur la membrane basilaire : ce sont les *cellules de Deiters.*

En dehors de ce groupe de cellules ciliées et de Deiters.

se trouvent les *cellules de soutien de Hensen* qui sont séparées des cellules qui tapissent les parois du canal cochléaire par les *cellules de transition de Claudius*

L'organe de Corti est recouvert par une membrane striée sur sa face inférieure, qui naît des dents de Huschke et s'étend en dehors jusqu'à la dernière cellule ciliée, sans arriver, comme l'ont cru certains auteurs, jusqu'à la paroi externe où se trouve le ligament spiral : cette membrane striée s'appelle membrane de Corti.

Pour ne pas scinder la description du labyrinthe membraneux, je vais vous exposer, contrairement à la règle, le trajet des terminaisons du nerf auditif.

Au fond du conduit auditif, le nerf acoustique se divise en deux branches : l'une, le *rameau vestibulaire*, se dirige vers le vestibule auquel il fournit des nerfs ainsi qu'aux ampoules des canaux demi-circulaires membraneux; l'autre, le *nerf cochléaire*, pénètre dans la columelle pour se terminer dans l'organe de Corti ; mais avant il fournit un petit rameau qui se termine dans le saccule et l'ampoule du canal demi-circulaire postérieur (Retzius).

Les filets nerveux de la columelle s'anastomosent largement entre eux, dans l'axe du limaçon et dans l'épaisseur de la lame spirale. Tout près de l'origine de celle-ci, nous avons signalé l'existence du canal de Rosenthal qui renferme des ganglions nerveux très développés.

Après leur sortie de la lame spirale, les filets nerveux traversent la zone perforée de la membrane basilaire pour entrer dans l'arc de Corti qu'ils parcourent transversalement avant de se terminer dans les cellules de Corti pourvues de cils vibratiles.

Vaisseaux. — Le labyrinthe reçoit des vaisseaux de plusieurs sources : l'artère auditive interne, branche de la basilaire accompagne le nerf auditif jusque dans le fond du conduit auditif interne, où elle se divise en artère vestibulaire et artère cochléaire.

Les branches vestibulaires suivent le même trajet que les branches nerveuses et se résolvent en capillaires dans la saccule, l'utricule et les canaux demi-circulaires.

Les branches destinées à la cochlée pénètrent dans la columelle, s'engagent dans l'épaisseur de la lame spirale pour gagner les différentes membranes et le périoste du limaçon, très vasculaire surtout au niveau du ligament spiral.

Une artériole indépendante des précédentes pénètre dans l'aqueduc du vestibule et se divise en plusieurs branches dans la cavité vestibulaire.

Une autre artériole suit l'aqueduc du limaçon et se termine dans la fenêtre ronde et le périoste du limaçon.

Enfin, une autre artériole, pénétrant dans le rocher par son bord supérieur se ramifie dans les canaux demi-circulaires.

Suivant Hyrtl, l'artère auditive ne s'anastomoserait avec aucune de ces petites artérioles; ce serait une artère terminale.

Les veines suivent le même trajet que les branches artérielles correspondantes, avant de se jeter dans le sinus pétreux. Les lymphatiques de l'oreille interne ne sont pas encore connus.

NERF AUDITIF

Le nerf auditif sort des centres nerveux, en dedans du pédoncule cérébelleux inférieur en dehors du facial.

Pour connaître son origine réelle, il faut pratiquer des coupes successives du bulbe, à son niveau. On lui trouve alors plusieurs noyaux : un interne, un externe et un antérieur. Plus bas que le noyau antérieur, on constate l'existence de stries médullaires ou acoustiques qui contournent le pédoncule du cervelet pour aller s'épanouir sur le plancher du quatrième ventricule où elles constituent les *barbes du calamius scriptorius*.

A partir de son émergence, le nerf auditif se dirige vers le méat interne, accompagné par le nerf facial et le nerf de Wrisberg qu'il contribue à former, et se divise, comme nous l'avons dit, en branche vestibulaire et branche cochléenne.

La structure anatomique de ces deux branches différerait sensiblement, d'après Erlitzky. La branche cochléenne, d'après cet auteur, se compose de tubes très grêles, dont le cylindre d'axe ne se colore pas toujours par le carmin ; pas de gaine de myéline, absence de gaine de Schwann et d'étranglements ; çà et là existent des renflements formés par le gonflement du cylindre d'axe et la gaine.

La branche vestibulaire, qui a la structure des nerfs crâniens moteurs, présente des îlots ganglionnaires d'où proviennent les fibres destinées à former le nerf de Wrisberg.

Le nerf auditif est relié au facial par des filets nerveux. On ne connaît pas exactement le trajet des fibres nerveuses jusqu'à l'écorce cérébrale. La surdité verbale s'étant montrée dans des cas où il y avait lésions de la première circonvolution du lobe temporal gauche, on est autorisé à admettre que c'est là le centre auditif (Wernicke, Kussmaul, Huguenin, etc.).

Mais de nouvelles observations et l'expérimentation portent à admettre qu'il existe d'autres centres ganglionnaires présidant à la fonction auditive.

PHYSIOLOGIE DU LABYRINTHE

Les ondes sonores qui viennent frapper le tympan impriment à la chaîne des osselets des vibrations dont la résultante est un mouvement de bascule de la base de l'étrier. Tel est le chemin que parcourt le son pour arriver à l'appareil terminal du nerf auditif. Müller, avec un appareil représentant les deux fenêtres labyrinthiques et la chaîne des osselets, a constaté que le son qui arrivait à l'ouverture correspondant à la fenêtre ovale était beaucoup plus fort que celui qui suivait le trajet de la fenêtre ronde ; le passage des ondes sonores par le tympan secondaire est donc négligeable.

L'enfoncement de la base de l'étrier détermine une augmentation de pression de la périlymphe et des modifications correspondantes dans les sacs et le canal cochléaire, d'où ébranlement de l'organe de Corti.

Certains physiologistes pensaient, comme Helmoltz, qui depuis a rejeté cette théorie, que les saccules avaient pour fonctions de percevoir les bruits, tandis que le limaçon était destiné à la perception des sons musicaux.

Ranke, Hensen ont remarqué, chez des crustacés, que les cils des cellules qui tapissent les taches auditives entraient en vibration sous l'influence de certains sons, ce qui tendrait à prouver que les sacs vestibulaires sont aptes à être impressionnés chez ces animaux ; il est difficile d'en conclure que chez l'homme les fonctions sont identiques, étant donnée la différence d'organisation de l'appareil auditif.

Nous n'en savons pas davantage sur le rôle des otolithes. La fonction des canaux demi-circulaires a été mise en évidence par les mémorables expériences de Flourens, confirmées par d'autres physiologistes.

Flourens a observé sur des pigeons et des lapins que la section d'un canal demi-circulaire déterminait des troubles de l'équilibre en rapport avec la situation du canal lésé. Si on sectionne le canal horizontal on observe une rotation du corps sur l'axe vertical et du nystagmus ; la lésion du canal postérieur détermine des mouvements de la tête d'avant en arrière, suivis de chute en arrière ; celle du canal supérieur, les mêmes mouvements de la tête, mais la chute a lieu en avant. Ce résultat n'est atteint que si le canal membraneux est atteint, la lésion du canal osseux ne produisant aucun effet. On peut obtenir des effets analogues par la section des pédoncules cérébelleux. Tel est le fait ; quant à l'interprétation, elle est des plus variables.

Les uns, avec Goltz, Mach, Spamer, Breuer, etc., voient dans les canaux demi-circulaires l'organe du sens de l'équilibre ; d'autres, avec Cyon, pensent que les canaux nous donnent la sensation de la position de notre tête dans l'espace et que, par conséquent, leur section annihilerait cette fonction du sens de l'espace, d'où trouble de l'équilibre.

Pour Lussana, Berthold, Moos, les troubles de l'équilibre sont dus à un réflexe qui part des nerfs ampullaires pour aboutir au cervelet ; en effet, les expériences de Lussana lui ont montré que si l'on sectionne les canaux demi-circulaires sans exciter en même temps les nerfs des ampoules et du vestibule, il n'y a pas de troubles de la coordination.

L'excitation du nerf acoustique, après section des canaux,

provoque des troubles de l'équilibre qui n'apparaissent pas si on pratique la section du nerf auditif (Schiff, Brown-Sequard) : ce n'est donc pas une fonction inhérente aux canaux demi-circulaires que celle de l'équilibre, puisqu'elle suit le nerf auditif pour gagner les centres nerveux.

Le cervelet est regardé par la plupart des physiologistes comme l'organe central de l'équilibre, dont les terminaisons du nerf ampullaire seraient l'organe périphérique (Flourens, Matthias, Duval, Laborde).

La physiologie du limaçon ne repose non plus que sur des hypothèses. Le rôle des piliers de Corti est secondaire, puisque les oiseaux, les reptiles n'en possèdent pas et sont cependant doués du sens musical.

Les cellules ciliées externes et internes ou cellules de Corti sont regardées, par nombre d'auteurs, comme les organes de perception des sons.

Hensen, Helmoltz font jouer le rôle principal aux fibres de la portion striée de la membrane basilaire.

Ces fibres, au nombre de 6 à 10 000, sont d'autant plus longues que l'on approche davantage du sommet du limaçon, à cause de la diminution de largeur de la lame spirale ; chaque fibre, comme les cordes d'une harpe, vibrerait sous l'influence du son pour lequel elle est accordée Les sons bas mettraient en vibration les fibres supérieures qui sont plus longues, et les sons aigus, les fibres inférieures de la première spire.

Les vibrations d'une ou de plusieurs fibres de la membrane basilaire imprimeraient aux cellules ciliées externes des mouvements qui exciteraient les terminaisons du nerf auditif.

La fenêtre ronde pare aux excès de pression que peut éprouver la périlymphe, en se laissant distendre et en bombant au dehors quand la pression est trop forte.

Le liquide du labyrinthe a aussi d'autres tubes de sûreté ; je veux parler des aqueducs. L'aqueduc du vestibule, avec son sac situé dans la dure-mère, communique avec le saccule et l'utricule ; il peut donc servir de canal de dérivation à l'endolymphe, comme l'aqueduc du limaçon à la périlymphe.

Je ne crois pas que ces canaux aient l'importance qu'on leur attache, pour plusieurs raisons.

D'abord, si leur fonction consistait à empêcher un excès de pression du liquide labyrinthique, comment expliquerait-on que le surcroît de tension puisse persister pendant des mois et des années, entraînant des bourdonnements, du vertige que quelques douches d'air font disparaitre s'ils sont dus à une obstruction tubaire?

Que l'on songe, d'autre part, que la base de l'étrier ne

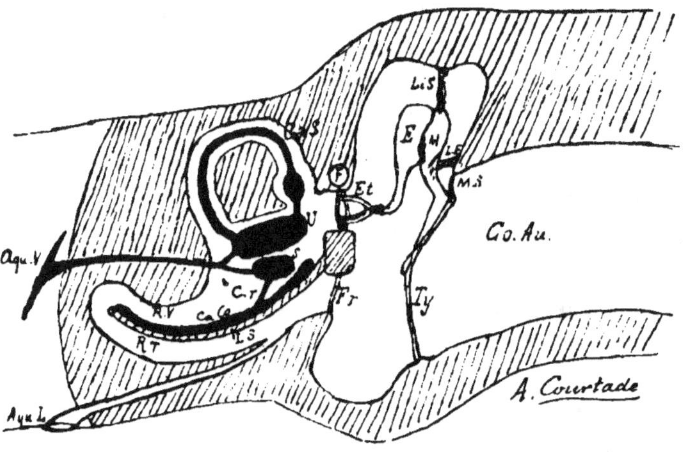

Fig. 14. — Oreille moyenne et oreille interne (demi-schématique).

CoAu, conduit auditif externe : — Ty, Membrane du tympan ; — MS, membrane de Schrapnell ; — M, marteau ; — LiS, son ligament supérieur ; — LE, son ligament externe ; E, enclume : — Et, étrier dans la fenêtre ovale ; — Fr, fenêtre ronde : — F, canal de Fallope ; — CaS, canal demi-circulaire ; U, utricule ; — S, saccule ; — CaCo, canal cochléaire : — CR, canalis reuniens ; — LS, lame spirale osseuse : — RV, rampe vestibulaire ; — AquV, aqueduc du vestibule ou canal endolymphatique ; — AquL, aqueduc du limaçon ou canal périlymphatique.

subit qu'un déplacement microscopique, qui cependant peut donner lieu aux symptômes de compression labyrinthique.

On ne peut comparer, avec raison, la pression de l'étrier qui échappe à toute estimation, à la pression que l'on exerce quand on fait refouler le liquide du sac sous-dure-mérien jusque dans le vestibule membraneux.

C'est pour cela qu'on ne saurait déduire de ces expériences de laboratoire ce qui doit se passer dans l'organe vivant, puisque les conditions mécaniques sont toutes différentes.

ANATOMIE TOPOGRAPHIQUE DE L'OREILLE

Pavillon. — La situation du pavillon et la facilité que l'on a de l'explorer sous toutes ses faces permettraient d'obtenir un point de repère facile, s'il se présentait toujours avec le même développement. Mais il n'en est pas ainsi, car la ligne d'insertion de cet organe à l'apophyse mastoïde peut osciller entre 15 à 20 millimètres et même plus.

D'autre part, la situation du sinus latéral, par rapport au conduit auditif, dont il n'est distant parfois que de 5 à 10 millimètres, mais le plus souvent de 15 à 20 millimètres, crée une inconnue qu'il y aurait grand intérêt à trouver.

Existe-t-il un rapport entre l'insertion du pavillon et la position du sinus latéral, qui puisse servir de guide pour la perforation de l'apophyse? Malheureusement non. Le conseil de pratiquer la perforation au niveau de l'insertion du pavillon expose donc à rencontrer le sinus latéral sous le ciseau.

L'épaisseur des parties molles à traverser pour arriver jusqu'à l'apophyse, peut varier de 4 à 10 millimètres à l'état normal, mais peut aller jusqu'à 15, 20 millimètres quand la peau est tuméfiée, infiltrée. J'appellerai votre attention sur l'existence d'une artériole assez volumineuse dans cette région ; elle se trouve à peu près à la même hauteur que le tragus ; si vous êtes obligés de faire l'incision à ce niveau, il faudra pincer la totalité des téguments pour arrêter l'hémorrhagie.

Il y a intérêt à faire l'incision de Wilde très près de l'insertion du pavillon, parce que, si elle ne suffit pas pour mettre fin aux accidents, elle servira pour pratiquer la trépanation ; si elle est éloignée, au contraire, il faudrait faire une nouvelle incision ou décoller les parties molles dans une grande étendue pour atteindre le point d'élection.

Conduit auditif externe. — Je rappellerai que la longueur du conduit osseux est de 15 à 16 millimètres et celle de la portion cartilagineuse de 8 à 10 millimètres ; le décollement du pavillon raccourcira donc la longueur du conduit d'autant chez l'adulte. Chez l'enfant, le conduit auditif osseux est d'autant plus court que l'enfant est plus jeune ; l'opération permettra donc d'approcher de très près du fond du conduit.

La convexité de la paroi inférieure du conduit auditif osseux peut être représentée par une ligne de 2 millimètres environ qui tomberait sur la ligne de jonction des deux extrémités du conduit.

Les parois du conduit auditif prêtent aussi à quelques considérations intéressantes. Des quatre parois, deux sont très minces : ce sont l'antérieure et l'inférieure ; deux beaucoup plus épaisses : la supérieure et la postérieure. Les deux premières n'ont guère plus de 2 à 5 millimètres d'épaisseur ; la carie ou la nécrose de ces parois ne peuvent guère être traitées par les moyens chirurgicaux, car on s'expose à fracturer la portion d'os encore saine et d'ouvrir l'articulation temporo-maxillaire, dont l'antisepsie serait bien difficile à obtenir, s'il existe de l'otorrhée.

La paroi supérieure a de 5 à 10 millimètres d'épaisseur ; entre ses deux tables de tissu compact se trouve du tissu osseux aréolaire qui peut être envahi par la suppuration partie de la caisse.

Quant à la paroi postérieure formée par l'apophyse mastoïde, elle est assez souvent atteinte dans le cours des otites moyennes.

Nous avons vu que la caisse se prolonge au-dessus du bord supérieur du conduit auditif pour former l'attique on logette des osselets ; la hauteur de cette portion de la caisse est de 6 à 7 millimètres. Sa face externe oblique de haut en bas et de dehors en dedans rencontre la paroi supérieure du conduit sous un angle aigu pour former la marge tympanique.

Sur une coupe frontale, passant par l'axe du conduit auditif, on étudie très bien la forme de la marge tympanique.

Une ligne droite qui suivrait la paroi supérieure du conduit rencontrerait la paroi externe de l'attique 2 à 3 millimètres au-dessus du bord de la marge; la base du triangle, ainsi formée, aurait environ 5 millimètres de longuéur.

Si j'insiste sur ce point d'anatomie, c'est que la région est importante à connaitre, car elle est souvent le siège de carie, résultant d'une suppuration localisée à la cavité de

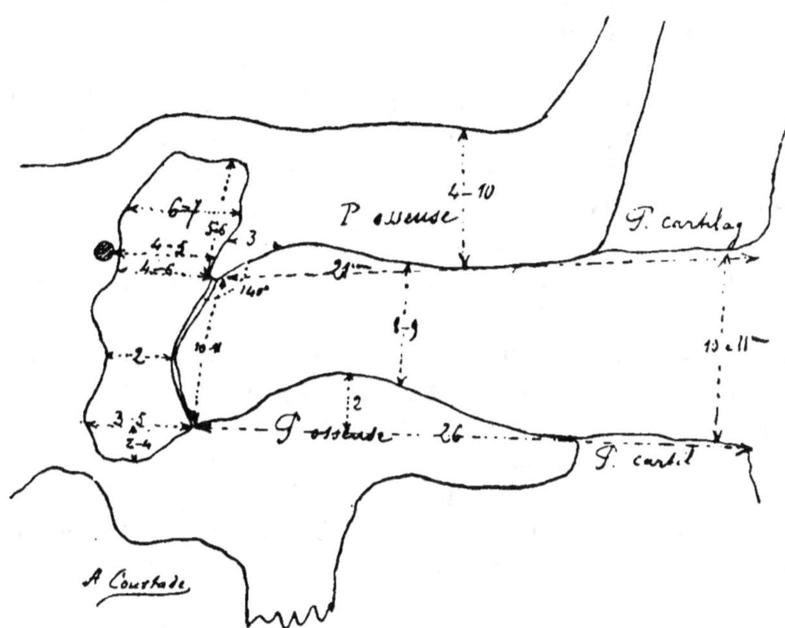

Fɪɢ. 15. — Coupe frontale du temporal avec les dimensions moyennes des différentes parties de l'oreille externe et de l'oreille moyenne (schématique).

Prussak ou de carie des osselets qui donnent lieu à des suppurations interminables, si on n'intervient pas chirurgicalement.

Membrane du tympan. — Pour faire l'anatomie topographique de la membrane on la divise en segments. Les uns, avec Urbanstchisch, la divisent d'abord en deux en prolongeant la direction du manche du marteau; sur ce diamètre, on en fait tomber un second qui lui est perpendiculaire; d'autres la divisent par un diamètre vertical quand la tête est droite et un second perpendiculaire au précédent.

. A l'état normal, ces deux procédés sont semblables au

point de vue pratique; mais quand le manche est très incliné en arrière le premier procédé ne divise pas le tympan en quatre parties égales et le second manque de point de repère.

D'ailleurs ces divisions factices sont inutiles, car les interventions opératoires sont fréquemment indiquées dans les cas où le tympan est détruit ou déformé.

Un point de repère qui persiste souvent, malgré les altérations du tympan, c'est la courte apophyse du marteau. En arrière de celle-ci se trouve le pôle vasculaire de Gellé, confluent des artérioles qui viennent du conduit pour se terminer dans le tympan ; une section en ce point peut donner lieu à une hémorrhagie assez abondante.

A 1/2 ou 1 millimètre au-dessous de la courte apophyse s'insère le tendon du muscle interne du marteau, suivant une ligne de 1 millimètre d'étendue. Sa position transversale dans la caisse permet de l'aborder par une incision faite, soit en avant, soit en arrière du manche, mais il est plus facile à atteindre par la partie antérieure quand le manche est fortement incliné en arrière et en dedans.

La corde du tympan est située à 1/2 millimètre environ au-dessus de ce tendon, et accolée au col du marteau. Dans la ténotomie du tenseur, on risque donc de léser ce nerf, si on rase le manche de trop près, au lieu de se tenir à 1/2 ou 1 millimètre plus en dedans.

La moitié inférieure du tympan n'est en rapport avec aucun organe important ; c'est le lieu d'élection pour pratiquer la paracentèse. En arrière du manche, on trouve la longue branche de l'enclume et l'étrier.

Caisse. — Pour avoir une notion exacte de l'anatomie topographique de la caisse, il est des distances qu'il est indispensable de connaître. Voici les principales :

HAUTEUR de la caisse en avant, 9 à 10 millimètres dont 2 à 3 millimètres représentent la distance du plancher de la caisse au bord inférieur de l'orifice tympanique de la trompe.

— au milieu de la caisse, 14 à 16 millimètres.

— dans la partie postérieure, 15 millimètres.

Distances de la paroi externe à la paroi interne de la caisse :

— au-dessous du toit de la caisse, 6 à 7 millimètres.

— de l'incisure du Rivinus à paroi interne, 5 à 6 millimètres.

— de l'ombilic à la paroi interne, 2 millimètres.

— du bord inférieur du tympan à la paroi interne, 4 millimètres.

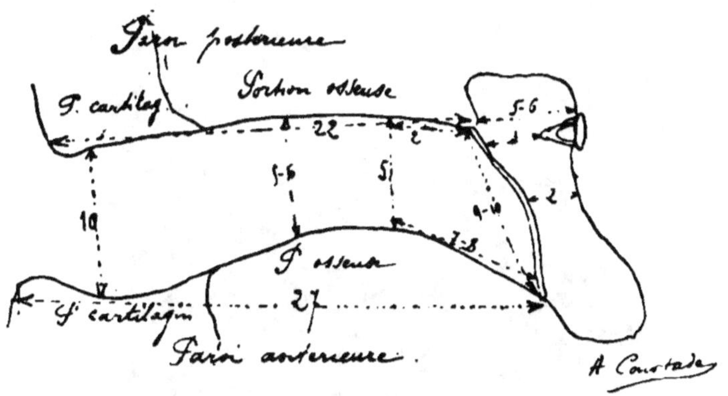

Fig. 16. — Coupe horizontale du rocher indiquant les dimensions ou distances de chaque partie (schématique).

Distances du tympan à la tête de l'étrier, 3 millimètres.

— — à la longue branche de l'enclume, 1 à 1ᵐᵐ,5.

— du manche du marteau à la longue branche de l'enclume, 1 millimètre.

— du plancher de la caisse au bord inférieur du tympan, 2ᵐᵐ,5 à 4 millimètres.

Longueur du tendon du muscle de l'étrier, 1 millimètre.

Si on divise le tympan en quatre segments par trois lignes horizontales (1) équidistantes, on constate que la ligne supérieure passe un peu au-dessous de la courte apophyse du manche, à 1/2 millimètre au-dessus de l'extrémité de la

1. A. Courtade. *Anatomie topographique comparée de l'oreille moyenne.* In *Annales des mal. de l'oreille*, etc., 1893.

longue branche de l'enclume et rase le bord supérieur de la fenêtre ronde.

La deuxième ligne passant par le centre du tympan, limite le bord inférieur de la fenêtre ronde ; quant aux deux autres segments du tympan, ils ne correspondent qu'à la paroi lisse du promontoire.

Chez le nouveau-né ces rapports sont différents.

Dans la position droite de la tête, chez l'adulte, la fenêtre ovale correspond à peu près au bord supérieur du tympan;

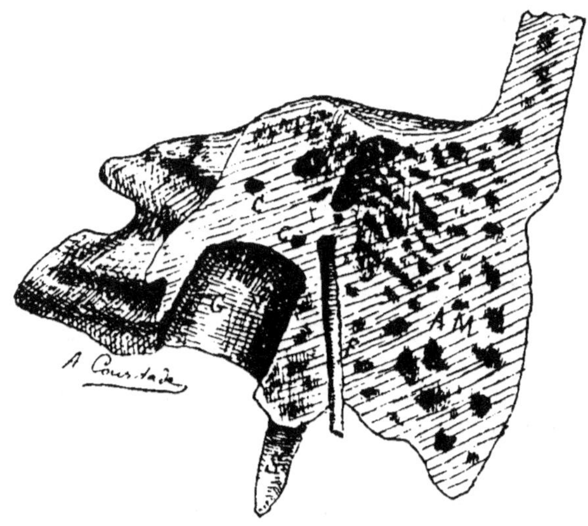

FIG. 17. — Coupe verticale et frontale du rocher passant à 1ᵉ en arrière de l'axe du conduit auditif externe (grandeur naturelle).

AM, apophyte mastoïde diploctique ; — F, nerf facial ; — G, golfe de la veine jugulaire ; — CC, section transversale du canal demi-circulaire postérieur ; — A, antrum ; — S, apophyse styloïde.

il faut donc faire incliner la tête du côté opposé pour explorer cette région.

La fenêtre ronde se trouve presque complètement cachée par le bord postérieur de l'anneau tympanique, chez l'adulte ; tandis que, chez l'enfant, elle est placée beaucoup plus bas et se voit très nettement après ablation du tympan.

L'orifice inférieur du canal de Fallope est à 16 ou 17 millimètres de la face externe de l'apophyse; de là il s'élève obliquement en haut et en dedans, de sorte qu'il s'éloigne de plus en plus de la face externe du temporal.

Il passe en dedans de l'antre mastoïdien dont une faible épaisseur du tissu osseux le sépare, mais comme l'antre a 5 à 6 millimètres de diamètre on peut ouvrir celui-ci sans atteindre le facial; sur cette préparation le bord antérieur de l'antre est à 16 millimètres de la surface de la mastoïde tandis que le facial est 5 ou 6 millimètres plus en dedans.

Par rapport au conduit auditif externe, le nerf facial est situé un peu plus en dedans ou plutôt croise le bord postérieur du tympan mais à une distance de 5 à 5 millimètres en arrière. Ce rapport doit être présent à l'esprit quand on pratique l'opération de Kuster, qui consiste à ouvrir très largement la caisse en haut et en arrière.

Dans la caisse, le canal de Fallope est dirigé d'avant en arrière, à la hauteur de la marge tympanique dont il est séparé par la largeur de la caisse qui, à ce niveau est de 4 à 5 millimètres.

L'antrum est à peu près du niveau de la paroi supérieure du conduit auditif, dont on aurait enlevé la marge tympanique, mais il se trouve à 4 millimètres environ au-dessus de celle-ci, sur la paroi postérieure de la caisse.

Pour l'atteindre dans la perforation de l'apophyse mastoïde, on commence la perforation en arrière et un peu au-dessus du milieu du conduit auditif; on creuse un canal parallèle au conduit jusqu'à une distance de 15 à 15 millimètres, qui représente sa distance à la face externe de l'apophyse.

DEUXIÈME PARTIE

I. — SYMPTOMES OBJECTIFS

SÉMÉIOLOGIE DU CONDUIT AUDITIF

Les signes ou symptômes observés dans le cours des affections de l'organe auditif sont nombreux et disparates : les uns peuvent être observés par le médecin ; d'autres échappent à nos moyens d'investigation, au moins dans une certaine mesure, et sont simplement ressentis par le malade ; enfin une troisième catégorie de signes sont provoqués par l'usage de certains instruments utilisés en otologie : les premiers sont objectifs, les seconds subjectifs et la troisième classe comprend les signes provoqués ou expérimentaux ou physico-mécaniques.

Comme signes objectifs, nous citerons comme exemple, les changements de couleur, de dimension, de courbure, etc.

La valeur séméiologique de l'écoulement de pus, de sang servira de lieu de transition pour passer aux symptômes subjectifs : otalgie, bourdonnements, vertiges, etc.

Enfin les signes expérimentaux sont ceux que donnent les instruments : diapason, acoumètre, sonde, douche d'air, etc.

Cette classification est évidemment un peu schématique mais elle facilite l'étude de chacun des signes en les classant dans un certain ordre : c'est là son seul but et son excuse.

EXAMEN DU PAVILLON

En dehors des affections dont il est le siège principal, le pavillon participe peu aux affections des autres parties de l'organe auditif ; il a presque son autonomie pathologique.

Couleur. — La couleur du pavillon a souvent plus d'intérêt pour la pathologie générale que pour la pathologie spéciale de l'organe qui nous occupe.

Le pavillon peut être le siège d'anémie ou d'hyperhémie. Il est très difficile d'établir la ligne de démarcation qui, chez un sujet donné, sépare l'état normal de l'état morbide.

La pâleur du pavillon s'observe dans toutes les maladies générales où il y a anémie ; elle existe très prononcée dans la chlorose et les maladies cachectiques : tuberculose, cancer, diarrhées chroniques, etc ; souvent, en même temps que la pâleur, il y a amaigrissement de la couche cutanée qui recouvre le périchondre.

Hyperhémie. — Il faut éliminer, bien entendu, la rougeur réflexe, résultat de l'émotion ou les irritations par frictions de l'oreille, dont la rougeur est passagère, fugace.

Les causes qui peuvent produire une hyperhémie durable du pavillon sont ou externes ou internes.

Dans la première classe, il faut ranger les plaies, contusions, brûlures, etc., dont la pathogénie est facile à saisir ; je n'y insisterai pas.

Quant aux causes internes, elles peuvent être générales ou locales.

Les alcooliques présentent fréquemment une congestion de toute la face et particulièrement des oreilles qui peuvent prendre une coloration violacée ; il en est de même des cardiaques à la période asystolique, des sujets atteints de cyanose congénitale ; la réplétion et la stase du système veineux sont les seules causes de cette coloration rouge foncé du pavillon, mais il n'y a pas trace d'affection locale ni de trouble de l'ouïe.

Il est des cas où le pavillon est rouge, tuméfié, chaud, douloureux spontanément ; il s'agit alors d'une affection locale telle que : poussée d'eczéma ou d'herpès, d'érysipèle ou d'une périchondrite, affection très rare.

L'eczéma se reconnaît par l'existence de petites vésicules transparentes au début, à contenu louche au bout de quelques jours et qui sont suivies de la formation de croûtes plus ou moins épaisses.

A la période terminale de l'eczéma, il se fait une desquamation parfois abondante, parfois discrète qui est le stigmate d'une éruption antérieure; dans les cas où l'affection a duré longtemps, le pavillon est épaissi, ses sillons mal accusés et ses replis tuméfiés.

Quant à l'herpès il est constitué par l'éruption d'un ou plusieurs groupes de vésicules localisés, qui arrivent rapidement à la dessiccation sans amener la formation des croûtes caractéristiques de l'eczéma. Il faut se rappeler que l'eczéma se localise fréquemment, chez les enfants, dans le sillon rétro-auriculaire et qu'il peut être la cause d'une adénopathie cervicale quelquefois très accusée.

La rougeur et la tuméfaction du pavillon peuvent survenir dans le cours des otites moyennes aiguës; il s'agit alors d'inflammations suppuratives très intenses qui s'étendent au conduit auditif externe et au pavillon; dans d'autres cas, c'est l'écoulement du pus abondant et irritant qui provoque la rougeur de la conque et du lobule.

Quand l'inflammation a gagné la région mastoïdienne, outre l'hyperhémie du pavillon, il se produit une projection de cet organe en avant, de sorte que l'angle qu'il forme avec la face latérale du crâne n'est plus aigu mais droit; de plus, dans ces cas, la peau qui recouvre l'apophyse est empâtée, chaude, douloureuse à la pression et la vivacité de la douleur, la fièvre indiquent une mastoïdite ou au moins un abcès sous-cutané de cette région.

Enfin on peut observer la rougeur de l'oreille dans certaines lésions nerveuses que l'on peut rapporter à une angionévrose du grand sympathique; il en est de même de certaines congestions labyrinthiques qui s'accompagnent de troubles fonctionnels que nous étudierons plus complètement. On peut encore observer l'hyperhémie du pavillon dans les congestions actives du cerveau.

Il ne rentre pas dans le cadre de notre sujet de faire la séméiologie des tuméfactions de l'oreille; cela nous entraînerait à faire le diagnostic des différentes tumeurs que l'on peut y rencontrer : kystes, othématomes, sarcomes, épithéliomes, tumeurs vasculaires, fibreuses, sébacées, etc., diagnostic qui appartient aux traités de pathologie.

SÉMÉIOLOGIE DE L'OREILLE

L'examen du conduit auditif externe permet de reconnaître non seulement les altérations primitives qui s'y localisent, mais encore les altérations qui sont consécutives à une affection de l'oreille moyenne.

Il peut y avoir anomalie dans les dimensions du conduit auditif, soit comme diamètre, soit comme profondeur; il peut, en effet, être plus étroit ou moins profond.

Il faut, dans l'appréciation du diamètre de ce canal, tenir un grand compte des variations individuelles qui sont très considérables et ne pas regarder comme rétréci un conduit normalement étroit; la comparaison des deux canaux, si un seul est malade, vous permettra d'éviter l'erreur.

Les modifications que l'on observe dans le méat peuvent se rapporter à un changement de couleur; il peut, en effet, être rouge dans une partie ou dans sa totalité ou même présenter d'autres couleurs que le rose.

Couleurs anormales. — Les anomalies de coloration ne se bornent pas à la rougeur; le conduit auditif peut être le siège d'une abondante prolifération de champignons de couleurs différentes.

L'aspergillus nigricans donne au tympan et au conduit auditif une coloration grise ou même noire comme si on les avait tamisés avec de la poudre de charbon. Avec l'aspergillus flavescens, la couleur est jaune. Stendener y a rencontré le trichothecium roseum; Hagen, l'otomyces hageni, dont les conidies sont vert d'herbe; Wreden, l'otomyces purpureus, Trœltsch, l'ascophora elegans. Leur désignation indique assez clairement leur coloration que vous pourrez étudier bien plus facilement, en détachant une parcelle d'épiderme, d'aspect velouté, pour l'examiner au microscope.

Rougeur partielle du conduit. — La rougeur localisée au fond du conduit, près de la membrane du tympan, s'observe dans la myringite, l'otite moyenne aiguë, surtout dans la forme périostique où elle peut gagner le canal tout entier.

Même dans la forme hyperplasique du catarrhe sec de l'oreille, on observe quelquefois une rougeur du conduit autour du tympan; si la lésion manque, vous constaterez presque toujours une rougeur prononcée de la membrane de Schrapnell et une dilatation des vaisseaux qui accompagnent le manche.

S'il s'agit d'une myringite primitive, la rougeur localisée du méat coïncide avec des modifications de la membrane, telles que : aspect terne, dépoli, reflets irréguliers, vésicules, injection, etc.

On peut dire que toutes les fois que la muqueuse de la caisse est hyperhémiée, il existe plus ou moins de rougeur du fond du conduit. L'observation de ce symptôme peut donc permettre quelquefois de tirer des conclusions sur l'état de la caisse. En voici un exemple : un malade, après avoir éprouvé pendant quelques jours des bourdonnements et de vives douleurs, fut atteint de paralysie faciale; il n'avait jamais eu d'affection de l'oreille; à l'examen, le fond du conduit auditif était rosé, mais il n'y avait aucune altération appréciable du tympan. On pouvait, je crois, admettre que le périoste de la caisse était enflammé et que la lésion avait gagné le canal de Fallope, d'où paralysie faciale. La continuité du périoste du conduit avec celui de la caisse, les anastomoses vasculaires de ces deux régions, expliquent la communauté de lésions dans la plupart des cas.

Rougeur généralisée. — La rougeur généralisée du conduit est rarement un symptôme isolé; il s'y joint souvent une inflammation plus ou moins appréciable des parties molles qui en rétrécit le calibre.

La peau du méat peut être le siège des dermatoses observées sur le pavillon : eczéma sec ou humide, pityriasis, herpès; l'otite externe consécutive au froid, à la diathèse strumeuse, aux fièvres éruptives, les tentatives d'extraction de corps étrangers, les plaies, brûlures, cautérisations, etc., sont autant de causes d'hyperhémie du conduit dont le rôle pathogénique est évident.

Mais, à côté de ces causes, il en est d'autres un peu plus obscures. Dans l'otite purulente aiguë, la rougeur du conduit, accompagnée ou non de gonflement des parties molles,

7

peut tenir, soit à la propagation de l'inflammation par la voie
périostale, soit à l'action irritante du pus ou des solutions
employées sur la peau.

Quant aux furoncles multiples, aux abcès glandulaires, ils
déterminent de l'hyperhémie cutanée, mais aussi une tuméfaction plus ou moins étendue des parois.

DIMINUTION DE CALIBRE DU CONDUIT

La diminution de calibre peut tenir à la tuméfaction d'une
ou de plusieurs parois, être localisée ou généralisée. Quand
l'entrée du conduit auditif est fermée par le rapprochement
des parois, l'introduction du spéculum est difficile ou impossible et, dans tous les cas, douloureuse ; il faut alors se
servir d'un spéculum de petit diamètre, que l'on introduit
avec précaution ; si c'est impossible, il faut ajourner l'examen
jusqu'à disparition des phénomènes aigus et tenter de faire
un diagnostic d'attente d'après les symptômes subjectifs, les
commémoratifs.

Quand l'examen pourra être pratiqué, vous pourrez alors
étudier le degré d'atrésie, la nature de l'affection et l'étendue
de l'inflammation.

Si l'inflammation s'est propagée du pavillon au conduit,
l'examen du premier organe pourra vous mettre sur la voie
du diagnostic différentiel (eczéma aigu, etc.). Si le point de
départ est la caisse, il y aura antérieurement une otorrhée
plus ou moins ancienne que le malade vous signalera. Le
diagnostic du point de départ de l'affection est capital pour
établir un traitement rationnel.

C'est ainsi que dans certaines otites moyennes aiguës le
conduit auditif est atteint d'inflammation, soit en même
temps que la caisse, soit longtemps après ; il peut être assez
rétréci pour cacher une étendue plus ou moins grande du
tympan. Dans ce cas, la thérapeutique doit porter sur la
cause initiale, la cavité de l'oreille moyenne, sous peine de
rester infructueuse.

Comment distinguer si l'atrésie résulte de la tuméfaction
d'une ou de plusieurs parois du conduit ?

Quand toutes les parois sont également tuméfiées, le canal

du méat, si rétréci qu'il soit, est toujours central; avec le stylet on peut déprimer à tour de rôle chacune des parois.

Quand l'atrésie résulte du gonflement d'une seule paroi, le canal n'est plus circulaire, ni central, mais périphérique; il a la forme d'un croissant qui embrasse la convexité de la tuméfaction; avec le stylet on peut étudier sa forme, le degré de rétrécissement et son étendue.

Si deux parois opposées sont assez tuméfiées pour se toucher, la lumière du méat a la forme d'une fente ou d'un

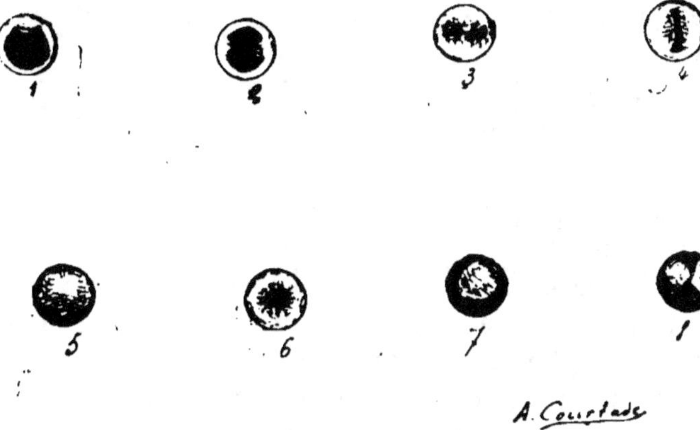

Fig. 18. — Aspects pathologiques du conduit auditif externe (schéma).

1, voussure de la paroi supérieure (furoncle); — 2, voussure des parois antérieure et postérieure; — 3, voussure plus marquée (abcès glandulaires ou
furoncles multiples); — 4, voussure des parois antérieure et postérieure; —
5, tuméfaction de la paroi supérieure (exostose); — 6, rétrécissement concentrique (eczéma, otite externe); — 7, polype avec pédicule supérieur; —
8, deux petits polypes.

sablier; cette forme s'observe assez fréquemment dans la furonculose du conduit auditif, et ce sont généralement les parois anter. et poster. qui se rejoignent et forment un méat à direction verticale.

Le rétrécissement concentrique du conduit s'observe sur-
tout dans l'eczéma aigu ou chronique ou l'otite externe généralisée; la forme en croissant du canal se présente dans l'abcès d'une paroi, l'éxostose du conduit, etc.; de sorte que, par l'inspection seule de la forme du méat, on a des présomptions sur la nature de la maladie qui détermine le rétrécissement.

Diminution de profondeur du conduit. — Le conduit auditif peut être normal comme diamètre, mais il est moins profond qu'à l'état normal et ne s'étend pas jusqu'au tympan.

Quelles sont les causes susceptibles de produire cette modification?

On peut avoir affaire à l'une des causes suivantes : cloisonnement transversal, congénital ou acquis, bouchon cérumineux ou épidermique, corps étrangers ou une tumeur osseuse (exostose, hyperostose).

Le cloisonnement transversal se présente sous la forme d'un diaphragme avec ou sans orifice central; il peut siéger à l'entrée, au milieu ou au fond du conduit.

Il peut être congénital ou acquis; dans ce dernier cas, il succède habituellement à une otorrhée externe, à des ulcérations syphilitiques, à des engelures du conduit.

Les parois opposées, tuméfiées, se sont soudées à leur point de contact.

En présence d'un pareil cas, il faut chercher s'il y a une perforation, si l'atrésie existe dans une grande étendue ou si elle est simplement membraneuse.

Avec le stylet fin et mousse on peut rechercher la perforation; par la sensation de résistance on peut juger si l'obstacle est membraneux ou épais; il permettra de juger s'il existe un trajet étroit, la longueur du rétrécissement.

On ne doit pas oublier l'examen de l'acuité auditive, qui, si elle est bonne, peut justifier une intervention opératoire.

Le bouchon cérumineux se présente sous la forme d'une masse de couleur jaune, brune ou noire, dont la consistance variable peut aller de l'état pâteux à l'état du mortier sec. Le bouchon épidermique est d'un blanc grisâtre, de consistance élastique; on pourrait le comparer à du mastic frais de vitrier, si ce n'était sa couleur plus blanche.

Le diagnostic ne présente généralement pas de difficultés; on pourrait tout au plus confondre un bouchon avec un corps étranger de couleur foncée.

Les corps étrangers peuvent être des plus variés : tantôt animés comme des insectes ou des larves, tantôt inertes comme des cailloux, des boutons, des pois, des morceaux de crayon, etc.; les uns sont de très petit volume, d'autres assez volumineux pour ne pouvoir franchir qu'avec peine l'isthme du conduit.

Les anamnestiques ne suffisent pas toujours à révéler leur existence; leur présence peut être méconnue ou non avouée, par les enfants par exemple, qui ont peur d'être grondés ou de subir une opération.

Si le corps étranger est volumineux, il sera facile de l'apercevoir, à moins que les parois du conduit ne soient tuméfiées et le dérobent à nos recherches.

Après un nettoyage du canal, l'exploration avec le stylet permettra le plus souvent d'indiquer la situation, la dureté du corps étranger, et par conséquent le mode d'intervention pour l'expulsion. Il peut se faire que s'il est très petit, comme une perle de verre, il tombe dans le sinus prétympanique et passe inaperçu : il faut alors se servir d'un stylet coudé à son extrémité pour explorer la région; s'il est tombé dans la caisse, après des tentatives d'extraction qui ont déchiré le tympan, c'est encore au stylet qu'il faut recourir, car le plus souvent le diagnostic ne peut être fait par la vue seule.

Nous avons observé plusieurs cas où le corps étranger était constitué par une boulette d'ouate, oubliée depuis des années, dans le fond du conduit; la couche d'ouate imprégnée et recouverte de cérumen présentait l'aspect d'un bouchon, que les injections ne parvenaient pas à détacher. Il suffisait de l'accrocher avec un stylet ou de la saisir avec une pince pour l'extraire.

Enfin une autre cause de diminution de profondeur du conduit, c'est la présence d'exostoses volumineuses. La tumeur, plus ou moins arrondie, est dure au contact au stylet, pas douloureuse à la pression, à moins qu'il n'y ait inflammation de la peau qui la recouvre.

Chez un de nos malades, l'exostose a contracté des adhérences avec les parois du conduit, ne laissant qu'une fente de quelques millimètres de longueur qui permet aux sécrétions de l'oreille moyenne de s'échapper au dehors.

Quand la tumeur osseuse est unique, on lui donne généralement le nom d'hyperostose, le nom d'exostoses étant consacré aux tumeurs multiples.

Le point d'insertion a lieu souvent à l'union de la portion osseuse avec la portion cartilagineuse du conduit par un pédicule plus ou moins gros; quelquefois, la tumeur est sessile ou adhérente, comme dans le cas que je viens de rapporter.

Le conduit peut encore être fermé par un séquestre volumineux détaché de l'une des parois ou du promontoire. Le diagnostic se basera sur l'existence d'une otorrhée ancienne, sur la présence dans le pus de parcelles osseuses et surtout sur la sensation de rugosité que donne le stylet; l'exostose, au contraire, est toujours recouverte par la peau du conduit et de couleur blanche ou rosée.

Il est d'autres causes encore qui peuvent produire la diminution de profondeur du conduit, telles que l'épithélioma, les polypes volumineux; nous les étudierons plus loin.

Tuméfaction partielle du conduit. — Le conduit auditif peut présenter une tuméfaction partielle, limitée à une ou deux de ses parois.

Les causes en sont multiples, et pour en faciliter l'étude on peut les diviser en aiguës et en chroniques.

Si l'on constate une tuméfaction limitée à l'une des parois, accompagnée de fièvre, douleurs vives et dont le début remonte seulement à quelques jours, il faut tout d'abord penser au furoncle, à l'abcès glandulaire.

Ces inflammations dermiques se présentent sous la forme d'un gonflement circonscrit, à moins qu'ils ne soient multiples; la peau environnante est rouge, la saillie est rouge vif ou blanche si l'abcès s'est ouvert.

Le contact du stylet est extrèmement douloureux, ainsi que l'emploi du spéculum; du cinquième au septième jour, ouverture spontanée et expulsion d'un bourbillon, s'il s'agit d'un furoncle.

L'abcès glandulaire en diffère par la forme moins acuminée, l'absence de bourbillon, l'extension plus grande du gonflement. Je ne ferai que rappeler la présence de petites pustules qui peuvent apparaître dans le cours des otorrhées chroniques par irritation de la peau due ou aux médicaments employés ou au pus infectieux.

Si la marche est moins aiguë et si la tuméfaction siège dans la portion osseuse, vous pouvez avoir affaire à l'otite externe périostique (Duplay), qui se présente sous la forme d'une ou plusieurs saillies rosées, peu douloureuses au contact du stylet, de consistance ferme, mais pas aussi dure que l'os. D'origine rhumatismale, ces tuméfactions, quelquefois assez volumineuses pour oblitérer le conduit, disparaissent par résolution au bout de cinq à six semaines sous l'influence d'un traitement approprié.

Dans le cours d'une otorrhée aiguë ou chronique on constate quelquefois que l'une des parois, généralement la postérieure, est repoussée vers l'axe du conduit auditif.

Quelle est la valeur séméiologique de cette voussure? Il peut s'agir, ou d'une périostite de cette paroi, ou d'une mastoïdite. Ordinairement la périostite survient en même temps ou peu de jours après le début de l'otite moyenne aiguë, tandis que la mastoïdite apparaît généralement assez longtemps après.

La paroi osseuse forme une voussure étendue, à grand rayon ; la peau est rouge, tuméfiée, sensible au contact du stylet. Si la peau est ulcérée, le stylet tombe sur un tissu dur, rugueux, osseux, aussi bien dans la périostite que dans la mastoïdite ; mais dans la première les symptômes généraux sont relativement peu accusés et disparaissent avec l'amélioration de l'otite moyenne.

Dans la mastoïdite, au contraire, il y a de la fièvre vespérale, des douleurs crâniennes violentes ; la face externe de l'apophyse est tuméfiée, empâtée, très douloureuse à la pression ; les poussées du côté de l'apophyse coïncident souvent avec un arrêt ou une diminution de la suppuration de la caisse ; etc.

Ces quelques signes vous permettront de distinguer ces deux affections l'une de l'autre, quand vous constaterez une voussure de la paroi postérieure du conduit osseux.

Il est une variété de tuméfaction localisée du conduit que vous rencontrerez fréquemment : je veux parler des polypes. Le terme polype peut s'appliquer à toutes les tumeurs charnues qui ont un pédicule ; cette appellation ne préjuge rien sur la nature histologique de la tumeur, elle indique seulement un caractère physique. Généralement ce sont des tumeurs conjonctives de nature bénigne.

A leur début les polypes se présentent sous l'aspect d'une tumeur plus ou moins arrondie, mobile, fixée par une partie plus étroite qui est le col ou pédicule.

A une période avancée, la tumeur peut remplir le conduit auditif et apparaître à l'extérieur.

Le vrai polype de l'oreille est presque toujours consécutif à une suppuration de l'oreille externe ou de la caisse; il coïncide assez souvent avec une carie de la paroi, au niveau de son pédicule.

La recherche du pédicule est capitale pour enlever la tumeur.

Pour les petites tumeurs, cette recherche est facile; avec le stylet on circonscrit la tumeur jusqu'à ce qu'on soit arrêté par le pédicule, ou plus simplement on juge de la position de ce dernier par le sens dans lequel la tumeur est le plus mobile. Si, par exemple, la tumeur peut facilement être soulevée mais non abaissée, c'est que le pédicule s'insère à sa partie supérieure, etc.

Pour les tumeurs volumineuses qui remplissent littéralement le conduit, si l'on éprouve quelques difficultés à en faire le tour avec le stylet, il sera préférable, avant de pousser plus loin ses recherches, d'en enlever une partie avec l'anse froide; après des réductions successives de la tumeur, on peut arriver à trouver le pédicule et procéder à une opération radicale.

Après l'ablation du polype, on explore avec soin la région où il s'implantait pour s'assurer s'il existe ou non un point d'ostéite ou de carie, qui serait une cause de récidive rapide.

Quand le polype est volumineux et très ancien, il devient fibreux et perd sa couleur rose de bourgeon charnu pour prendre la couleur blanc rosé de la peau; en un mot, il se cutanise. Si l'on a des doutes sur la nature histologique de la tumeur, il sera prudent d'en soumettre une parcelle à l'examen microscopique.

Ce que je viens de dire des polypes du conduit auditif s'applique aussi aux polypes qui ont leur origine dans la caisse; comme les précédents et plus souvent qu'eux, les polypes de la caisse sont symptomatiques d'une ostéite ou carie, soit des osselets, soit du promontoire, soit du rebord tympanique. En tous cas, ils accompagnent les suppurations de longue durée, qu'ils contribuent à entretenir.

Je ne décrirai pas les granulations, qui ne sont souvent que des polypes en miniature et qui sont si fréquentes dans la cavité de l'oreille moyenne ; elles n'en diffèrent que par l'absence de pédicule.

Les granulations du conduit auditif pourraient être confondues, à un examen superficiel, avec l'épithéliome de cette région.

Au début, le cancer du conduit a la forme d'un placard saillant bourgeonnant, ulcéré, que le moindre contact peut faire saigner ; certains polypes très vasculaires présentent d'ailleurs ce dernier caractère, qui n'a rien de pathognomonique. Dans le cancer, il survient des douleurs lancinantes très vives, la tumeur s'accroît rapidement et récidive à brève échéance ; elle est accompagnée d'un engorgement ganglionnaire périauriculaire qui fait toujours défaut dans les polypes ou granulations.

Tels sont les caractères distinctifs qui vous permettront de différencier ces diverses néoplasies.

Il est une autre cause de production néoplasique du conduit : c'est la syphilis secondaire. Les condylomes du conduit ont la forme d'excroissances plus ou moins volumineuses, mamelonnées, accompagnées d'une sécrétion peu abondante ; ils coïncident toujours avec d'autres manifestations secondaires de cette diathèse : plaques muqueuses, buccales, anales, vulvaires, scrotales, syphilides papuleuses, etc.

Leur développement dans le conduit est favorisé par une otorrhée externe ou moyenne qui modifie la couche cutanée.

Le condylome de l'oreille est très rare. Desprès n'en a trouvé que 5 cas sur 1200 malades, et Buck 50 sur 2900. Permettez-moi de faire une digression pour vous dire que si le condylome est rare, l'influence qu'exerce la syphilis sur les affections de l'oreille ne l'est point. Wilde estime que, dans un vingtième des cas, l'otorrhée est due ou entretenue par la syphilis héréditaire ou acquise.

Dans des cas où l'otorrhée résiste à un traitement méthodique, vous pourrez essayer le traitement mixte et vous obtiendrez souvent la satisfaction de voir l'otorrhée guérir rapidement.

Je ne dirai que quelques mots de l'otite croupale, qui ne peut être classée dans aucune des divisions précédentes. La diphthérie du conduit est toujours secondaire à la diphthérie du pharynx et du nez; ce n'est donc qu'une localisation accessoire. On constate dans le conduit la présence d'une masse gris blanchâtre, adhérente au tissu sous-jacent et se reproduisant après ablation, comme pour la gorge.

Il faudra se garder de confondre ces fausses membranes avec la macération épidermique fréquente dans le cours des otites moyennes purulentes et des otites externes; d'ailleurs l'épiderme ramolli s'enlève facilement, n'adhère pas au derme, et de plus il ne coïncide pas avec la diphthérie pharyngée.

SÉMÉIOLOGIE DE LA MEMBRANE DU TYMPAN

Les lésions du méat, de l'oreille externe et de la trompe d'Eustache laissent très fréquemment des empreintes, des traces de leur passage ou de leur existence sur le tympan. Si on a dit que la langue était le miroir de l'estomac, on pourrait dire avec autant de raison que le tympan est le miroir de l'oreille moyenne.

Aussi, l'étude de ses modifications ont-elles un intérêt capital.

COULEUR DU TYMPAN

Sans revenir sur l'aspect normal du tympan, je rappellerai seulement que cette membrane est plus blanche chez l'enfant et le vieillard que chez l'adulte, qu'après un examen prolongé et l'irritation du conduit auditif par le spéculum il peut se congestionner passagèrement; il en est de même après l'injection d'eau pour expulser un bouchon cérumineux; il ne faut donc pas regarder comme pathologique un aspect qui n'est que transitoire.

Je ne reviendrai pas non plus sur les couleurs variées que

peuvent lui donner les diverses espèces de champignons parasitaires que j'ai décrites précédemment.

Les altérations dans la couleur peuvent consister en rougeur locale ou générale, ou bien le tympan peut perdre son aspect gris perle et devenir blanc comme du papier.

Les affections cutanées aiguës du conduit auditif peuvent, si elles siègent profondément, déterminer une congestion de la couche dermique de la membrane; la vascularisation anormale, d'abord périphérique, peut envahir la totalité du tympan à une période plus avancée.

Dans la myringite aiguë l'hyperhémie peut être partielle si l'affection est légère, mais devient généralisée dans les formes intenses et s'accompagne d'ecchymoses disséminées ou de bulles hémorrhagiques.

Le tympan perd son éclat, sa transparence; il devient gris terne si l'épiderme est infiltré, ou uniformément rouge si cette couche est indemne; le triangle lumineux disparaît ou bien est moins brillant, diffus.

Dans la forme chronique de la myringite, la rougeur du tympan est souvent marquée par l'épaississement, l'infiltration du derme; sous l'épiderme macéré qui se desquame apparaît un tissu rouge, villeux, formé par des papilles hypertrophiques (myringite villeuse).

La rougeur du tympan dans la myringite primitive n'a rien de caractéristique; le diagnostic ne laisserait pas que d'être embarrassant pour diagnostiquer cette affection de la myringite secondaire à l'otite moyenne, si l'examen fonctionnel ne levait la difficulté. Dans la myringite primitive, malgré l'intensité des symptômes locaux et généraux, la surdité n'est jamais aussi prononcée que dans l'otite moyenne; le plus souvent, il n'y a qu'une diminution très légère de l'audition, et quelquefois l'audition est douloureuse.

L'aspect du tympan dans l'otite moyenne aiguë est celui que nous venons de décrire; il faut y ajouter les symptômes propres à l'inflammation de la caisse : surdité, bourdonnements intenses, douleurs irradiantes, épanchement dans la caisse, voussure du tympan, etc.

Dans certains cas d'otite moyenne catarrhale chronique la membrane conserve sa transparence normale, ce qui permet de voir l'exsudat liquide que contient la caisse avec ses variations de niveau quand la tète change de position. Comme dans toutes les otites moyennes à épanchement, l'auscultation pendant la douche d'air permet d'entendre un bruit de râles muqueux.

A la fin d'une otite moyenne l'hyperhémie commence à disparaître en avant et en arrière du manche, puis vers la périphérie; c'est la rougeur de la membrane de Schrapnell et du manche du marteau qui cesse en dernier lieu.

On observe dans le catarrhe sec à forme hyperplasique une hyperhémie absolument limitée à la membrane de Schrapnell et au manche, tandis que le reste du tympan est normal ou légèrement sclérosé par places; à la période scléreuse, atrophique, de l'affection, l'hyperhémie disparaît, et l'on ne retrouve plus qu'un tympan blanchâtre épaissi et même quelquefois d'aspect presque normal.

Cette rougeur d'apparence si modeste et si limitée trahit cependant une affection des plus rebelles, qui conduit le plus souvent à la surdité complète.

L'affection que j'ai à vous décrire ne se traduit pas par une congestion, mais par un épanchement de sang sous-épidermique, par une ou plusieurs phlyctènes hémorrhagiques. Le début est très rapide, si l'on s'en rapporte à la soudaineté des symptômes: on trouve généralement sur la paroi inférieure du conduit et la membrane, ou sur cette dernière seulement, une phlyctène à contenu rouge brun. La phlyctène peut se rompre et donner lieu à un écoulement de quelques gouttes de sang, ou bien se dessèche et forme une croûte brunâtre qui tombe au bout de quelques jours.

Ces phlyctènes hémorrhagiques surviennent quelquefois dans le cours d'une otite moyenne aiguë ou à l'occasion d'une poussée du côté de la caisse, mais elles peuvent être primitives et constituer à elles seules toute la maladie, comme j'en ai observé plusieurs cas.

Il suffit d'être averti de la possibilité d'une pareille lésion et d'y penser, pour ne pas confondre l'aspect brunâtre avec un enfoncement ou une perforation du tympan.

SÉMÉIOLOGIE DE LA COURBURE DU TYMPAN

Ce n'est qu'après avoir examiné un certain nombre d'oreilles normales que l'on peut avoir une notion exacte sur l'aspect que doit présenter le tympan physiologique ; car il existe des variétés individuelles dans le tympan normal.

Les anomalies de courbure peuvent tenir à une augmentation de concavité : c'est l'enfoncement, l'excavation ; ou à une diminution : redressement, voussure.

Enfoncement total de la membrane. — Les parties centrales du tympan peuvent être déprimées plus qu'à l'état normal et se porter du côté du promontoire ; quant au pourtour du tympan, qui a une insertion fixe, il ne se modifie pas, et ce n'est qu'à quelques millimètres du cadre tympanique que la dépression commence.

Au point de vue objectif, on constate que l'ombilic est beaucoup plus enfoncé et qu'il forme le fond d'un entonnoir qui se fusionne graduellement avec la périphérie de la membrane, au niveau d'une sorte de brisure qui devient beaucoup mieux éclairée. Cette brisure est située un peu en dedans du bourrelet, qui en raison de sa grande épaisseur ne se laisse pas déprimer.

L'extrémité du manche du marteau se dirige en arrière et en dedans, et peut dans certains cas prendre la position horizontale quand l'enfoncement est très prononcé ; la courte apophyse, au contraire, se porte fortement en avant et en dehors ; le pli postérieur est tendu comme une corde qui va de la courte apophyse au bord supéro-postérieur du cadre ; le triangle lumineux disparaît ou se modifie ; il peut apparaître des reflets lumineux, anormaux si la courbure du tympan n'est pas unie, régulière.

La membrane du tympan se rapproche du promontoire et peut contracter des adhérences avec celui-ci ou s'appliquer sur la longue apophyse de l'enclume, dont elle dessine la forme.

Tels sont les symptômes de l'enfoncement très marqué

du tympan résultant d'une imperméabilité ancienne de la trompe ou d'otite moyenne suivie d'adhérences.

Si, dans ce cas, on fait une douche d'air, le tympan se redresse, entraînant avec lui le manche du marteau, qui reprend sa position normale. Il peut même arriver que le tympan soit repoussé en dehors et oscille à la moindre pression comme une toile très faiblement tendue dans un cadre : cet état constitue le ramollissement ou flaccidité du tympan.

Ce redressement, sous l'influence de la douche d'air, n'est possible que si le tympan n'a contracté aucune adhérence qui le retienne en place; s'il en existe, le redressement n'est que partiel, la partie adhérente reste déprimée.

L'enfoncement total du tympan s'observe surtout dans l'obstruction prolongée de la trompe d'Eustache consécutive au coryza, à la pharyngite, aux végétations, adénoïdes, aux fièvres éruptives, etc.

Pour qu'il se produise, il faut que le tympan soit peu résistant : aussi est-ce chez les enfants que l'enfoncement total s'observe surtout et peut persister quelquefois longtemps sans contracter des adhérences. On l'observe moins chez l'adulte, parce que le tympan ne se laisse pas distendre aussi facilement, et aussi parce que les symptômes de l'obstruction tubaire sont assez gênants pour que le malade se fasse soigner avant que l'enfoncement total ait eu le temps de se produire.

A la suite d'otite moyenne suppurée on observe parfois un enfoncement très étendu de la membrane; mais, dans ce cas, il s'agit d'adhérences qui la fixent soit aux osselets, soit au promontoire; si l'affection est ancienne, les douches d'air sont impuissantes à distendre ou briser les liens qui la retiennent.

La rétraction du tendon du tenseur donne lieu aussi à l'enfoncement du tympan, qui n'est jamais aussi prononcé que dans les affections précédentes; le tympan peut avoir sa couleur normale, tandis que dans l'excavation prononcée il est le plus souvent rosé; dans la rétraction, la douche d'air n'a qu'un effet essentiellement passager, tandis que dans l'enfoncement d'origine tubaire, l'amélioration de l'ouïe

après la douche persiste des heures et des jours, au début
du traitement.

Enfoncement partiel du tympan. — Les variétés que
cette forme d'enfoncement peut présenter sont si nombreuses
qu'elles échappent à une description générale; aussi, je me
bornerai à prendre quelques exemples que l'on rencontre le
plus souvent dans la pratique.

A la suite d'une myringite primitive ou secondaire il peut
survenir une atrophie limitée du tympan; à ce niveau, la

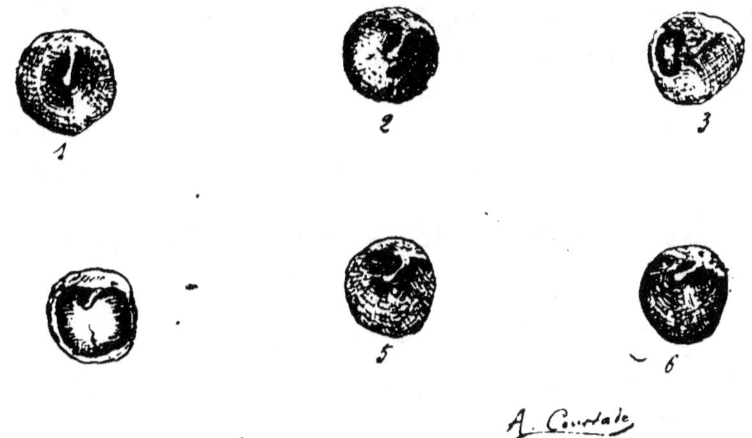

Fɪɢ. 19. — Différents aspects de la membrane du tympan (schéma).

1. tympan normal; — 2, perforation du tympan; — 3, perforation du tympan
postérieur; — 4, destruction du tympan avec conservation du manche du
marteau; — 5, Enfoncement généralisé; — 6, Enfoncement généralisé plus prononcé.

membrane est plus mince, plus souple, moins résistante; ou
bien il se forme une cicatrice à la suite d'une perforation
qui présente les mêmes caractères physiques que la plaque
atrophique.

Le siège des enfoncements partiels est très variable, mais
on les observe surtout en bas ou en arrière du manche.
Comment les diagnostiquer?

A l'état normal, l'éclairage du tympan est régulier, diffus,
presque uniforme; la moindre dépression est accusée par
une ombre, à bords nettement limités ou diffus, suivant que
l'enfoncement est lui-même bien localisé ou non.

Au premier abord on a l'impression d'une perforation du tympan; mais si l'on examine l'organe pendant que l'air pénètre dans la caisse, on constate que la dépression est remplacée par une saillie; la douche d'air a retourné, comme un doigt de gant, la partie atrophiée et distendue.

Mais si des adhérences, des synéchies, rattachent la partie enfoncée au promontoire ou à un osselet, il ne pourra plus se produire un redressement aussi complet; il y aura, malgré la douche d'air, une dépression en entonnoir; en fixant bien ce point pendant le Valsalva, on constate, par le jeu de lumière, que les parois de cet entonnoir sont un peu mobiles, mais ne peuvent être repoussées au dehors.

On pourra recourir au manomètre auriculaire, à l'auscultation transauriculaire, pour s'assurer qu'il n'existe point de perforation; le spéculum de Siègle permettra de suivre *de visu* les mouvements des différentes portions du tympan.

Voussure générale du tympan. — La concavité du tympan peut être au-dessous de la normale, moins par l'effet des lésions pathologiques que par les manœuvres que l'on exerce sur la caisse. C'est en effet la douche d'air qui, dans l'état de relaxation du tympan, donne le plus souvent lieu à la voussure totale.

Les épanchements de liquide dans la caisse produisent bien rarement une voussure totale du tympan; ils ne sont jamais assez abondants pour cela; leur action se fait sentir surtout dans la moitié inférieure de la membrane, si l'on tarde à leur ouvrir une voie d'échappement.

L'aspiration de l'air du conduit auditif externe avec le spéculum de Siègle muni d'un petit ballon permet de provoquer la voussure du tympan. A l'état normal, pendant l'aspiration, le manche et les parties de la membrane situées en avant et en arrière de lui se portent en dehors; si le tympan est épaissi, sclérosé, la voussure est très faible ou même nulle. Si la tête du marteau est reliée par des adhérences à la paroi externe de l'attique, ou si l'articulation est ankylosée, le manche reste immobile pendant l'aspiration, alors que le tympan, s'il n'a pas subi d'altération profonde, conserve sa mobilité.

Les adhérences du tympan par des brides solides détruisent aussi sa mobilité dans une étendue plus ou moins grande.

L'otite moyenne est la cause la plus fréquente de cette rigidité, soit par l'épaississement du tympan qu'elle provoque, soit par la formation d'adhérences ou de brides. Dans l'otite scléreuse, suivant la période, la mobilité du tympan, pendant l'aspiration, est plus ou moins diminuée ou abolie.

Les renseignements que l'on peut obtenir par la douche d'air et le spéculum de Siègle ont, comme vous le voyez, une grande importance.

Voussure partielle du tympan. — Le tympan peut être repoussé en dehors dans une étendue plus ou moins grande.

Toutes les fois qu'il existe une voussure partielle, cette partie devient mieux éclairée ; elle peut présenter un reflet lumineux qui tranche sur le fond plus sombre du reste de la membrane.

Le tympan peut être refoulé partiellement en dehors par un exsudat liquide de la caisse ; c'est généralement le segment inférieur qui est ainsi repoussé ; la saillie n'est pas acuminée, mais graduelle, elle se continue sans ligne de démarcation tranchée avec les parties voisines.

Il existe d'autres voussures partielles qu'il importe de différencier les unes des autres : abcès tympaniques, poches ou sacs tympaniques.

En présence d'une saillie très accentuée, dont le siège le plus fréquent est le segment postéro-supérieur, il faut rechercher si elle communique avec la cavité de l'oreille moyenne. Pour cela, on pratique une douche d'air et l'on examine si la voussure a augmenté, s'est modifiée dans son aspect par cette manœuvre. Si la poche a augmenté par l'insufflation d'air, c'est qu'elle communique avec la caisse ; dans le cas contraire, il s'agit d'une saillie par altération des couches du tympan.

Le diagnostic des vésicules transparentes (myringite vésiculeuse, herpès) et des phlyctènes hémorrhagiques ne présente pas de difficultés et l'on ne saurait les confondre avec les sacs ou ampoules à contenu muqueux ou purulent.

Ces sacs résultent de la distension d'une ou de plusieurs couches du tympan ; ils contiennent un liquide muqueux ou purulent qui leur donne une teinte jaune verdâtre ; le liquide peut n'occuper qu'une partie du sac ou le remplir presque en totalité. Ces ampoules s'observent dans le cours des otites moyennes aiguës, mais ne sont pas bien fréquentes.

L'abcès intralamellaire du tympan ne donne pas lieu à

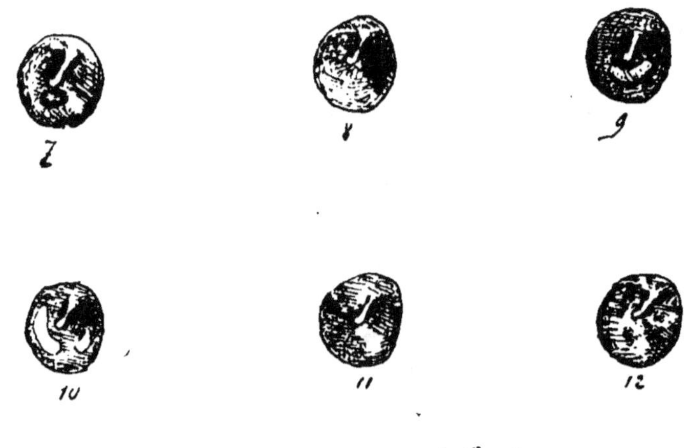

Fig. 20. — Différents aspects de la membrane du tympan (schéma).

7, enfoncement partiel du tympan ; — 8, enfoncement partiel dans le cadran antéro-postérieur ; — 9, plaque calcaire en croissant ; — 10, deux plaques calcaires ; — 11, voussure partielle dans le quadrant postéro-supérieur (abcès) ; — 12, tympan sclérosé ou cicatriciel sans perforation.

une voussure aussi prononcée et se produit dans le cours d'une myringite avec intégrité de l'oreille moyenne.

L'incision de sa paroi externe ne donne issue qu'à quelques gouttes de pus, tandis que l'incision d'une ampoule fournit une quantité de pus bien plus considérable : caractère différentiel capital entre ces deux formes de voussure.

Il est inutile de revenir sur les polypes qui s'insèrent sur le tympan ou qui le traversent par une étroite perforation ; leur diagnostic d'avec les sacs purulents est facile avec un peu d'attention.

SÉMÉIOLOGIE DU TRIANGLE LUMINEUX (1)

Le triangle lumineux se présente sous la forme d'une surface très éclairée qui part de l'ombilic et se dirige en bas et en avant sans jamais atteindre la périphérie du tympan. Sa forme peut être celle d'un triangle équilatéral ou isocèle à base étroite ou d'une bande étroite irrégulière. A l'état normal, il forme avec le manche un angle d'environ 110 degrés.

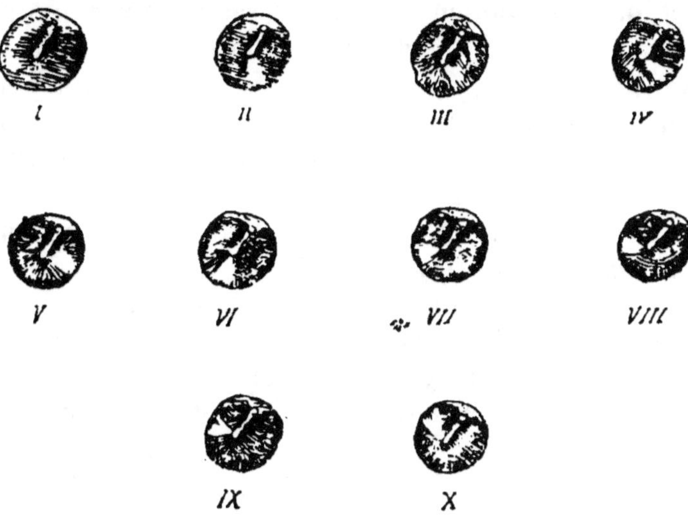

Fig. 21. — Changements de position du triangle lumineux.

La cause de la formation du triangle lumineux est la direction des rayons qui viennent éclairer le tympan.

A l'état normal, l'inclinaison physiologique du tympan sur le conduit auditif fait que c'est toujours la partie antéro-inférieure qui reçoit les rayons lumineux sous un angle obtus et que c'est toujours dans cette région que se produit le triangle lumineux.

Il résulte des expériences que j'ai faites que, si l'on fait tomber un faisceau lumineux sur le tympan, de manière que les rayons soient à peu près perpendiculaires à la face

1. *Du triangle lumineux, sa valeur séméiologique*, par A. Courtade (*Annales des Mal. de l'Oreille*, 1893).

externe de la membrane, on obtient un éclairage diffus, mais pas de triangle lumineux.

En donnant à une pièce anatomique diverses inclinaisons, on peut faire apparaître le triangle dans toutes les régions de la membrane, même en arrière du manche.

Sa situation ne dépend donc pas d'une disposition particulière du tympan, mais de l'inclinaison du tympan et de la direction de la lumière. D'ailleurs, à l'état normal, la forme et les dimensions du triangle lumineux sont des plus variables, et de son examen seul on ne saurait tirer judicieusement une conclusion touchant les anomalies de courbure du tympan. A cet égard, sa valeur séméiologique est à peu près nulle, d'autant plus qu'il existe des signes objectifs bien plus faciles à constater : enfoncement du tympan, obliquité du manche, etc.

Direction de la lumière, obliquité du tympan ne sont pas les seuls facteurs de son apparition; il faut encore que la couche cutanée n'ait pas perdu son poli, sa transparence; aussi, lorsque l'inflammation a gagné la couche externe et produit cette couleur gris sale, terne, ou déterminé une macération de l'épiderme, le triangle lumineux disparaît.

Dans toutes les affections aiguës ou chroniques du tympan qui altèrent la couche externe de la membrane, il y a disparition de ce triangle.

Dès que le tympan est revenu à son état normal, le triangle reparaît.

Lorsqu'on pratique une insufflation d'air où l'aspiration avec le Siègle, on voit le triangle lumineux modifié dans sa forme, ses dimensions, son aspect. En fixant ce point, pendant les manœuvres, on peut saisir les mouvements les plus légers de la membrane.

SÉMÉIOLOGIE DES REFLETS LUMINEUX

Le triangle lumineux n'est pas le seul point du tympan formant un reflet très brillant; à l'état pathologique, l'irrégularité de forme du tympan fait apparaître des reflets anormaux dont l'étude présente un grand intérêt.

Ces reflets lumineux sont certes moins brillants que l'est

le triangle lumineux normal, mais ils le sont assez pour qu'ils tranchent sur les parties voisines du tympan ; car il ne faut pas oublier que l'intensité lumineuse du triangle dépend de conditions physiques qu'il n'est pas en notre pouvoir de provoquer en d'autres points.

Toutes les fois que la surface régulièrement concave du tympan sera modifiée par l'existence de saillies anormales, il y aura production de reflets lumineux en ces points.

Les voussures produites par les vésicules, sacs ou ampoules, tumeurs perlées ou polypeuses, présenteront un petit point mieux éclairé à la partie la plus saillante de leur convexité.

Vous pourrez modifier cet aspect en faisant pratiquer pendant que vous observez le tympan l'insufflation d'air dans la caisse ; le reflet pourra se déplacer, augmenter ou diminuer d'étendue, ou conserver ses caractères, suivant que la région où il siège est mobile ou non.

On obtient le même résultat par l'usage du spéculum de Siègle, qui modifie l'aspect du triangle et des reflets lumineux ; de cette mobilité on peut déduire qu'il existe ou non des adhérences, de la rigidité.

La membrane de Schrapnell qui, à l'état normal, est beaucoup plus mince et mobile que le tympan, offre pendant l'aspiration et la compression alternées de l'air du conduit auditif un jeu de lumière extrêmement variable.

Dans la sclérose du tympan avec rigidité, dans les adhérences consécutives aux otites moyennes, triangle et reflets sont plus ou moins fixes, pendant la douche d'air ou l'usage du Siègle, suivant que le tympan est plus ou moins complètement immobilisé par les altérations. Il en est de même de la membrane de Schrapnell quand l'inflammation est localisée à la cavité de Prussak et que des brides solides la rattachent au col du marteau.

Il est une forme de point lumineux sur laquelle je veux attirer votre attention : c'est le point lumineux pulsatile ; il se présente dans les petites perforations du tympan, fermées par une goutte de liquide ; les pulsations isochrones au pouls sont très nettes quand on fixe le point lumineux pendant quelques secondes.

Les pulsations peuvent encore s'observer, mais plus rarement, en dehors de toute perforation. Dans deux cas de reflets pulsatiles (Gellé), il s'agissait de fongosités très vasculaires de la caisse, qu'une parencentèse mit au jour.

Le reflet lumineux pulsatile peut s'observer aussi à la surface de petits polypes très vasculaires, ou sur un tympan congestionné, mais ce sont surtout les petites perforations qui en sont la cause la plus fréquente.

ÉPAISSISSEMENT DU TYMPAN

L'épaississement ou sclérose du tympan est la conséquence de l'inflammation aiguë ou chronique de la membrane. Le tympan ainsi modifié a perdu sa couleur gris perle; il est plus blanc, et peut, dans certains cas, prendre la couleur du papier.

Souvent aussi la sclérose n'envahit qu'une portion limitée de l'organe, sous forme de bandes, de plaques opalescentes entourées par le tissu normal.

Au point de vue objectif, on constate que le triangle lumineux a disparu ou est moins net, à bords moins bien limités; dans la sclérose partielle il peut être normal.

Le spéculum de Siègle imprime au tympan des mouvements de totalité, mais leur amplitude est diminuée et il faut une aspiration plus énergique pour les provoquer.

La sensibilité du tympan est émoussée et le contact du stylet ne révèle pas les sensations auditives si facilement qu'à l'état normal.

La sclérose du tympan s'observe à la suite de myringites primitives ou secondaires à une affection aiguë de l'oreille moyenne. Elle s'observe très fréquemment dans l'otite scléreuse, dont elle ne constitue qu'un des symptômes le plus apparents.

La sclérose du tympan augmente la résistance de l'organe au point que, dans certains cas, il offre la dureté du papier bristol à la coupe.

DÉPOTS CRÉTACÉS OU CALCAIRES

Ils se présentent sous la forme de plaques d'un blanc crayeux, tranchant nettement par leur coloration sur les parties voisines.

Leur forme et leur dimension sont des plus variables; ils sont généralement concentriques à l'anneau tympanique et ont la forme d'un croissant plus ou moins étendu; dans d'autres cas, ce sont de simples plaques de forme arrondie ou, plus rarement, triangulaire dont le sommet, regarde l'ombilic.

Ils font relief à la face externe du tympan, et le stylet donne une sensation de dureté pierreuse.

Les dépôts calcaires sont compatibles avec une bonne audition, dans les cas où il n'existe pas de grave altération du contenu de la caisse.

Ils se produisent généralement à la suite de l'otite moyenne purulente ou même catarrhale chronique, et constituent un signe indélébile d'une affection antérieure. M. Gellé pense que les dépôts crétacés peuvent exister chez les goutteux indemnes de toute affection de l'oreille et ne seraient alors que des dépôts analogues à ceux du pavillon (dépôts tophacés).

Politzer, Wendt, ont observé des formations osseuses dans l'épaisseur du tympan, au cours ou après des otites purulentes chroniques; les signes objectifs sont ceux des dépôts crétacés.

ATROPHIE, CICATRICES DU TYMPAN

Les pertes de substance du tympan sont susceptibles de se réparer par une cicatrice mince, peu résistante, extensible.

L'atrophie en diffère par l'absence de perforation antérieure, et n'est due qu'à la disparition ou à l'atrophie de l'une des couches, mais les signes objectifs sont les mêmes.

Les cicatrices répondent à autant de perforations; aussi, dans certains cas, on en trouve 2, 3 sur le même tympan, mais souvent il n'y en a qu'une.

Tantôt très nettement circonscrites, limitées, tantôt elles comprennent la plus grande partie du tympan.

Leur laxité fait que très souvent elles font saillie du côté de la caisse quand elles sont un peu étendues. A l'examen, on voit alors une place sombre qui donne l'illusion d'une perforation tympanale.

Nous avons vu, à propos de l'enfoncement partiel du tympan, que la douche d'air les redressait s'il n'y avait pas d'adhérence, et que là où se trouvait un enfoncement apparaissait une voussure; de plus, à l'auscultation on ne perçoit pas le bruit de souffle de la perforation.

Les cicatrices très vastes, comprenant une grande partie du tympan, sont parfois difficiles à diagnostiquer, parce qu'elles s'appliquent contre la paroi interne et peuvent y adhérer; la difficulté augmente encore si elles présentent des perforations.

Par la douche d'air, s'il n'y a que simple application, on redresse le tympan cicatriciel, mais s'il existe des adhérences le soulèvement n'est que partiel, certains points restant immobiles.

Si l'on a des doutes sur l'existence de la cicatrice, on peut toucher le promontoire avec le stylet; si le promontoire est à nu, la sensation de dureté est toujours plus marquée que si l'os est recouvert d'une tunique molle.

On examinera avec soin les bords du tympan qui limitent la cicatrice ou la perforation, pour voir s'il n'existe pas de surface membraneuse qui se continue avec le fond de la dépression; cet examen pourra être appliqué avec avantage pendant la douche d'air ou la raréfaction de l'air du conduit auditif avec le spéculum de Siègle.

S'il y a en même temps une perforation de la cicatrice, outre l'auscultation, on pourra se servir du manomètre auriculaire; le mouvement de propulsion de l'index coloré sera beaucoup plus étendu s'il y a une perforation que s'il n'y en a pas.

Il peut arriver encore que la cicatrice ne reçoive pas l'impulsion de l'air poussé dans la caisse, à cause de la présence de cloisons membraneuses qui limitent des espaces hermétiquement clos.

En somme, les variétés de forme des cicatrices sont si nombreuses qu'il est impossible d'en faire une description générale; la pratique seule vous permettra de trancher les difficultés parfois très grandes que l'on éprouve pour connaître exactement les cas complexes.

SÉMÉIOLOGIE DES PERFORATIONS DU TYMPAN

Symptôme des plus fréquents, la perforation du tympan s'observe dans le cours des otites moyennes suppurées, aiguës ou chroniques, à titre passager ou durable; la myringite par rupture d'un abcès intralamellaire peut aussi déterminer la perforation du tympan, mais c'est rare.

Au point de vue du siège, il faut distinger les perforations du tympan des perforations de la membrane de Schrapnell. D'origine parfois différente, existant à l'état isolé ou simultanément, ces deux variétés de perforation comportent un pronostic différent, et ont aussi une valeur séméiologique distincte : c'est ce qui nous décide à établir cette division, d'ailleurs un peu schématique.

Comment diagnostiquer une perforation?

La facilité du diagnostic dépend de la dimension et du siège de la perforation. Si elle est de diamètre moyen, à l'examen du tympan on distingue une plaque sombre, à contours bien arrêtés. Si elle est très petite, ce caractère fait défaut; mais souvent à sa place existe un reflet lumineux pulsatile, formé par une goutte de liquide qui la comble.

Quand le tympan est détruit dans une très grande étendue, on peut se demander si ce que l'on voit est bien le tympan ou la paroi interne de la caisse; les débutants s'y trompent souvent, et cela d'autant mieux que le manche a disparu ou est soudé très haut à la paroi interne. Il faut alors porter son examen un peu en avant du fond visible où se trouve l'anneau tendineux, qui ne disparaît presque jamais complètement : il se présente sous la forme d'un bourrelet annulaire plus ou moins saillant; au niveau de la courte apophyse on rencontre un mur formé par la membrane de Schrapnell, qui est sur un plan antérieur au fond. Le relief circulaire, débris du tympan, est d'autant mieux visible qu'en arrière de lui se trouve une zone obscure qui est l'ombre de cette partie saillante.

Si l'on touche le fond avec le stylet, on a la sensation de dureté osseuse, et non celle d'une membrane molle.

Il n'existe plus de triangle lumineux, mais une couleur blanc jaunâtre de la saillie du promontoire.

Pendant la douche d'air, on ne voit pas de membrane se soulever, comme cela aurait lieu si le tympan était seulement appliqué sur la paroi interne; même avec des adhérences, il y aurait toujours quelque point qui se redresserait un peu.

Cependant il peut se faire, comme nous l'avons dit plus haut, que le tympan retenu par des brides et accolé à la paroi interne présente une perforation juste en regard de l'ouverture tympanique de la trompe; dans ce cas, l'air passe directement de la trompe dans le conduit sans soulever le tympan; ce n'est que par un examen minutieux et une analyse de tous les signes objectifs que l'on pourra élucider ces cas complexes.

L'auscultation de l'oreille avec l'otoscope, pendant la douche d'air, fait percevoir un bruit de souffle plus ou moins fort, suivant l'état de la trompe et la dimension de l'ouverture du tympan.

Le souffle peut manquer quand la perforation, très étroite, a la forme d'un canal à trajet oblique creusé dans l'épaisseur du tympan; une forte poussée d'air applique les parois l'une contre l'autre, tandis qu'une faible pression laisse souvent passer l'air. Le souffle de perforation peut encore manquer quand celle-ci est isolée du reste de la caisse par des replis muqueux; c'est ce qui arrive souvent dans les perforations de la membrane de Schrapnell.

Enfin, on peut avoir recours au manomètre auriculaire; les oscillations de l'index sont beaucoup plus grandes quand il y a perforation que par le seul fait du redressement du tympan.

Tels sont les moyens qui permettent de déceler l'existence d'une perforation et de la diagnostiquer d'un enfoncement partiel, d'une ecchymose, d'un corps étranger, accolé à la membrane du tympan.

Les perforations de la membrane de Schrapnell sont généralement petites et isolées du reste de la caisse, de sorte que l'air n'y passe pas; les épreuves avec la douche d'air, l'auscultation, le manomètre, peuvent donner des résultats négatifs.

L'existence d'un écoulement purulent venant de la caisse sans lésions bien appréciables du tympan et la rougeur très notable de la membrane de Schrapnell attirent l'attention de ce côté. On pratique alors l'exploration avec le stylet fin et l'on ne tarde pas à trouver la perforation, qui conduit souvent sur un os carié : marge tympanique, marteau.

Il n'y a le plus souvent qu'une perforation du tympan, mais il peut en exister deux ou trois sur un même organe. Quant à leur dimension, elle peut aller jusqu'à la destruction complète du tympan.

D'autres lésions coexistent toujours avec la perforation : épaississement du tympan et de la muqueuse de la caisse, ou adhérences, ankylose des osselets, carie des parois, etc. ; car la perforation ne survient qu'après une otite intense qui altère tous les organes de l'oreille moyenne.

Il faut en excepter, bien entendu, les plaies accidentelles ou chirurgicales du tympan, qui peuvent se rencontrer avec un état normal de la caisse.

Cependant, d'après Walb, la perforation de la muqueuse de Schrapnell pourrait survenir à la suite de l'otite externe ; l'inflammation suivrait le trou de Rivinus pour gagner la cavité de Prussak. On ne peut certes admettre cette explication puisque l'existence du trou de Rivinus est des plus problématiques; il est plus probable que, dans ces cas, ce sont les vaisseaux sanguins ou lymphatiques qui servent de véhicule aux agents infectieux.

Bien que la perforation du tympan puisse être consécutive à une myringite, la cause de beaucoup la plus fréquente est l'otite moyenne purulente généralisée à toute la caisse ou limitée au voisinage de la muqueuse de Schrapnell, comme Sexton, Blake, Politzer en ont vu des exemples. Les suppurations localisées à cette dernière région sont souvent rebelles au traitement, se compliquent fréquemment de carie osseuse de la marge tympanique, des osselets, de l'attique, d'extension du processus inflammatoire à l'antrum et à l'apophyse mastoïde. Aussi une perforation dans la muqueuse de Schrapnell doit éveiller votre attention sur la possibilité de ces complications, qu'il faudra rechercher.

Les perforations du tympan peuvent aussi se compliquer de carie de l'anneau tympanique ou de l'une des parois de la caisse.

Quand l'otorrhée a disparu, la perforation peut se cicatriser rapidement ou persister sans qu'on sache les causes de cette évolution différente; on voit de grandes perforations se fermer, alors que des moyennes restent en l'état toute la vie.

Quand l'écoulement persiste, si la perforation se ferme trop tôt, il survient des accidents dus à la rétention du pus : douleurs vives, fièvre, diminution ou cessation de l'otorrhée, mastoïdite.

La perforation est donc une lésion nécessaire qui assure l'écoulement au dehors des produits d'exsudation de la caisse.

SÉMÉIOLOGIE DES ÉCOULEMENTS D'OREILLE

Nous allons aborder une des questions des plus intéressantes de la pratique otologique, celle qui embrasse, sinon la généralité, au moins la moitié des maladies que vous serez appelés à soigner, et qui se traduisent par un écoulement d'oreille.

Je dis à dessein écoulement en général et non pus, parce que les liquides excrétés peuvent ne pas être du pus franc, mais être muqueux, séreux.

Il doit vous sembler qu'un écoulement d'oreille soit toujours appréciable pour le malade, qu'il ne peut lui échapper; c'est une erreur qu'un peu de pratique se chargera de corriger; vous rencontrerez de temps à autre des cas où l'otorrhée a dû exister et persiste même encore, et où les malades se défendent d'avoir un écoulement.

On rencontre assez souvent des cas de polypes volumineux, des perforations pathologiques du tympan sans otorrhée bien apparente, et cependant, à l'examen, on trouve du pus en nappe mince ou des magma purulents, indices évidents et non équivoques de l'otorrhée actuelle.

Il ne faut donc pas attacher une importance capitale aux dénégations du sujet, quand elles sont en contradiction avec le résultat de votre examen. Ou bien le liquide sécrété est en trop petite quantité pour couler dans le pavillon et souiller l'oreiller, ou bien il s'agit d'individus peu soigneux, peu attentifs, qui regardent comme normal ou sans importance un suintement plus ou moins abondant survenu sans phénomènes de réaction.

Donc, un écoulement d'oreille, au point de vue subjectif, peut passer inaperçu.

Quand on le constate, il faut se demander d'où il provient.

Son point de départ peut être le conduit auditif externe, ou son voisinage, le tympan ou l'oreille moyenne.

Sans doute, cette division est un peu schématique, bien qu'elle soit exacte dans la plupart des cas, car le pus peut provenir de plusieurs sources à la fois, comme cela se présente dans les otites moyennes aiguës qui ont enflammé secondairement le tympan, le conduit auditif, la région mastoïdienne ; il s'agit alors de rechercher le foyer initial, puis les sources secondaires de cet écoulement.

La sécrétion pathologique peut présenter des caractères variés ; il peut être séreux, muqueux, muco-purulent, purulent ou sanieux.

Le liquide séreux est de couleur citrine, limpide, peu irritant ; il contient quelques globules blancs et des cellules épithéliales altérées.

L'écoulement muqueux est constitué par des masses colloïdes, se tirant en fils, comme du blanc d'œuf non cuit ; il est incolore ou légèrement jaunâtre ; comme le précédent, il contient des globules de pus, des cellules épithéliales gonflées infiltrées, mais en petit nombre.

Quand il est muco-purulent, le liquide contient en plus grande quantité des éléments globulaires, tout en étant visqueux.

L'écoulement purulent est blanc ou blanc jaunâtre, limpide quand il est un peu séreux, ou épais, crémeux, quand il est franchement purulent ; il est constitué par des globules de pus, des cellules épithéliales.

Le liquide sanieux est séreux ou purulent avec des globules sanguins en assez grande quantité qui lui donnent une teinte rosée.

On a observé quelques cas de pus bleu (Zaufal, Martha); cette coloration était due à la présence du bacille pyocyanique, dont la réaction est caractéristique.

Ces distinctions dans la nature du liquide ne sont pas toujours très nettes; chaque variété n'est pas le propre d'une affection spéciale; dans le cours d'une affection la nature du liquide change avec le degré et la période où on l'observe.

Voyons maintenant quel peut être le point de départ de l'écoulement.

Le conduit auditif externe peut sécréter un liquide de nature variable suivant le genre d'affection dont il est le siège; séreux dans l'eczéma aigu, purulent dans l'otite externe généralisée, la furonculose, les abcès, l'eczéma chronique; je vous ai déjà parlé de ces différentes affections à propos de la séméiologie du conduit auditif, je n'y reviendrai pas.

Il peut arriver que le pus vienne sourdre par le conduit auditif alors que le siège de la poche purulente est dans le voisinage; ce cas s'observe dans les parotidites suppurées, les adénites rétro-auriculaires, les abcès sous-périostiques de la région mastoïdienne, la mastoïdite.

En interrogeant le malade, vous apprendrez qu'avant l'apparition de l'écoulement, il y a eu tuméfaction des régions voisines, et ce n'est qu'après un laps de temps variable qu'est apparu le pus dans le conduit auditif externe; d'ailleurs, en pressant sur la région primitivement malade vous pouvez voir sourdre le pus par l'orifice qui s'est formé spontanément dans le conduit auditif.

Il faut faire exception pour la mastoïdite qui est consécutive à une otite moyenne aiguë : dans ce cas, il y a eu otorrhée moyenne depuis plusieurs semaines ou mois avant que le pus se soit fait jour par le conduit auditif, en détruisant, par carie, la lame osseuse qui le sépare de ce canal. Dans tous les cas où il y a lésion osseuse, le pus peut être grumeleux et contenir des parcelles osseuses, ce dont on s'assure en écrasant une goutte de liquide entre les doigts.

Dans la plupart de ces cas, la tuméfaction des parois du conduit auditif, en s'opposant à l'introduction du spéculum, ne permet pas d'examiner le tympan dans sa totalité ; et cependant il n'est pas rare de voir le conduit auditif, le tympan et l'oreille moyenne atteints simultanément ; car une otite moyenne intense est fréquemment suivie d'otite externe, soit par extension du processus inflammatoire par la voie périostale, soit par inoculation des éléments infectieux du pus dans les canaux excréteurs des glandes : d'où acné, abcès glandulaires.

En présence de pareille lésion, il faudra pratiquer un lavage antiseptique rigoureux du conduit auditif, et, après la diminution du gonflement, essayer d'introduire un spéculum d'assez petit diamètre pour qu'il puisse pénétrer sans causer de vive douleur.

S'il n'y a pas d'otite externe, toute difficulté de technique disparaît et l'on peut sans hésitation examiner le tympan.

Le tympan peut être le point de départ d'un écoulement séreux, purulent ou sanguinolent. Dans le premier cas, on a affaire à une ou plusieurs vésicules comme il en survient dans l'herpès ou myringite bulleuse ; dans le second, il s'agit d'un abcès intratympanique, d'une myringite chronique ; enfin l'écoulement sanguin peut être dû à la rupture d'une phlyctène hémorrhagique ou d'une plaie du tympan.

Comment s'assurer que l'écoulement provient du tympan et rien que de lui ?

En dehors des anamnestiques et des signes objectifs, on prend en grande considération le fait que, quand le tympan est seul atteint, les troubles de l'audition, quelle que soit la violence des symptômes, sont bien moins marqués que lorsque l'oreille moyenne est lésée ; de plus, la quantité de liquide excrété est très faible, quelques gouttes seulement ; il ne faut pas attacher une grande importance à ce dernier fait qui se rencontre aussi dans l'otite moyenne, pas plus qu'à la fétidité du pus qui peut s'observer aussi bien dans la myringite que dans l'otite.

Du reste, l'épreuve de l'audition, la douche d'air, l'absence de perforation, confirmeront le diagnostic.

La plupart des écoulements d'oreille proviennent de la caisse et se compliquent, on peut dire presque toujours, de myringite et quelquefois d'otite externe.

Tout écoulement de cette région suppose forcément une perforation du tympan, qu'il faudra rechercher par les moyens indiqués précédemment.

La nature du liquide est, je ne dirai pas pathognomonique, mais assez spéciale pour chaque forme d'otite.

Dans l'otite moyenne catarrhale, vous trouverez un liquide séreux ou muqueux qui ne deviendra purulent que sous l'influence d'une inflammation plus aiguë ou d'un traitement mal institué, comme une paracentèse sans antisepsie.

On observe encore un liquide muqueux à la fin des otites moyennes purulentes; il est alors d'un pronostic favorable.

Voici un exemple qui se présente fréquemment : on pratique chez un malade atteint d'otite moyenne aiguë une paracentèse qui donne issue à la sécrétion accumulée dans la caisse; l'amélioration est rapide, la guérison prochaine, lorsqu'il survient une recrudescence de douleurs, arrêt complet de la sécrétion, augmentation de la surdité; à l'examen on trouve le segment infer. du tympan repoussé en dehors par l'exsudat; une nouvelle paracentèse, suivie de l'aspiration, fait sortir un liquide visqueux, consistant ou muco-purulent; dès lors les accidents cessent et la guérison survient quelques jours après.

Laissez-moi vous faire remarquer en passant qu'avec l'aspiration des liquides par le conduit auditif externe, on peut attirer au dehors de gros bouchons muqueux qui certainement n'auraient pu franchir le petit orifice créé par la paracentèse; l'aspiration est, sans contredit, beaucoup plus efficace que la douche d'air, et surtout facile et inoffensive quand elle est pratiquée avec précaution (1).

Dans l'otite moyenne purulente le liquide est naturellement purulent, mais là encore il y a des nuances qu'il est bon de connaître.

Blanc, crémeux, franchement phlegmoneux dans les cas

---

1. A. Courtade. — Bulletin et Mémoires de la Société d'otologie et de laryngologie de Paris, 1893.

récents, le pus devient fluide, mal lié, dans les cas chroniques, compliqués de carie; ce n'est là qu'une règle générale, qui comporte des exceptions.

Quand la sécrétion est très peu abondante, le pus se concentre, se dessèche et forme dans les recoins de la caisse un magma analogue au fromage blanc; dans d'autres cas, il devient grumeleux quand des parcelles de ces masses sont éliminées avec le liquide.

Le cholestéatome est le résultat de l'accumulation de pus desséché et de la desquamation des cellules épithéliales de la muqueuse.

Le pus est sanieux, quelle qu'en soit la provenance, quand il existe des bourgeons charnus, des polypes ou des tumeurs malignes ulcérées qui fournissent quelques gouttes de sang, mêlées au pus. En dehors de cette circonstance, la sécrétion peut être sanieuse au début des otites moyennes suivies de perforation; le premier liquide qui s'écoule est séro-sanguinolent et ne devient purulent qu'après deux ou trois jours.

J'élimine, pour le moment, les hémorrhagies abondantes résultant de l'ulcération d'un gros vaisseau; nous les étudierons plus tard.

La question de l'otorrhée soulève encore une autre question de la plus grande importance : celle de la durée.

Pourquoi certains écoulements présentent-ils, malgré un traitement rationnel et méthodique, une ténacité désespérante? C'est un des problèmes les plus courants de la pratique otologique.

La persistance de l'écoulement peut tenir à des causes locales que l'on peut subdiviser en directes ou éloignées et à l'état général.

Les causes locales concernent l'état pathologique de la caisse. On peut y ranger : les granulations, les polypes, la carie ou ostéite des osselets ou de la paroi, l'accumulation de pus caséeux et l'impossibilité d'atteindre par les moyens ordinaires le foyer purulent.

Les granulations et polypes de la caisse, faciles à constater quand existe une large perforation du tympan, sont assez souvent symptomatiques d'une carie osseuse; après leur ablation et nettoyage, on peut, avec le stylet, explorer la région; si, malgré une exploration minutieuse, on ne trouve aucun point où l'os est à nu, l'exérèse des polypes suffira souvent à amener la guérison de l'otorrhée.

Si, au contraire, il existe quelque part de la carie, l'écoulement persistera tant que le séquestre ne sera pas éliminé spontanément ou par votre intervention ; le traitement médical n'aura d'autre effet que de diminuer ou de suspendre pour un certain temps la sécrétion purulente.

Quand le pus est en petite quantité ou que la perforation ne lui donne pas une issue facile, il se concrète en masses, que les injections sont quelquefois impuissantes à détacher ; du reste, il arrive souvent que ces amas caséeux siègent dans des régions difficiles à atteindre, comme la coupole, l'antrum, le sinus tympanicus, la paroi inférieure de la caisse ou même l'apophyse mastoïde ; les injections ordinaires n'y arrivent pas et il faut l'intervention du médecin pour enlever ces foyers infectieux.

Les suppurations dans la région de la membrane de Schrapnell sont rebelles pour ces mêmes raisons ; perforation étroite, cavité assez large, fermée, dans laquelle les injections n'arrivent pas, stagnation du pus, coexistence fréquente de carie de la marge tympanique, de la coupole, des osselets, polypes, etc., toutes ces causes donnent aux suppurations de cette région une allure spéciale et nécessitent assez souvent une intervention chirurgicale.

Les causes générales n'ont pas moins d'influence sur la persistance des suppurations que les causes locales ; Wilde incrimine la syphilis dans un 1/20 des cas d'otorrhée ; la tuberculose donne naissance à des otorrhées interminables qui suivent les fluctuations de l'état général, à moins qu'il n'y ait des tubercules dans la caisse ; la scrofule joue aussi un rôle fâcheux dans la marche des affections suppurantes de l'oreille ; il en est de même de l'albuminurie et du diabète. La modification de l'état général qu'entraînent les fièvres éruptives expliquent dans une certaine mesure la gravité des otites qui surviennent au cours ou au déclin de la scarlatine, la fièvre typhoïde, la variole, la rougeole, la diphthérie.

Si l'examen ne révèle aucune cause locale ou générale pouvant expliquer la persistance de l'otorrhée, il faut rechercher l'état du pharynx, et là vous trouverez, le plus souvent, la cause de ces otites invétérées ou à répétition ; les lésions les plus communes sont la pharyngite chronique, l'hypertrophie des amygdales et surtout les végétations adénoïdes qui sont d'une fréquence extrême et dont l'action funeste sur les oreilles est incontestable.

Le traitement s'adressera, à la fois, à la lésion auriculaire et à l'affection pharyngée. L'ablation des végétations adénoïdes suffit souvent pour guérir en quelques jours une otite suppuré qui persistait depuis des mois entiers.

Il est d'autres affections, comme la rhinite chronique, l'angine de Tornwaldt, qui exercent une action fâcheuse sur la marche des otites ; mais elles sont rares, en comparaison des précédentes.

Il semble presque puéril de discuter si l'on doit ou non arrêter l'écoulement ; cependant c'est une question de pratique qui vous sera quelquefois posée.

Vous entendrez fréquemment dire, dans un certain milieu, qu'un écoulement d'oreille est un exutoire naturel, auquel il faut bien se garder de toucher ; c'est même, ajoutent quelques-uns, un brevet de santé.

Pareille énormité, acceptée comme une vérité indiscutable, peut s'expliquer de la façon suivante : un écoulement d'oreille dure depuis des mois et des années ; spontanément ou à la suite du traitement, la perforation par laquelle la sécrétion s'échappait, se cicatrise et alors apparaissent des symptômes plus ou moins graves, mais dans tous les cas fâcheux : augmentation de la surdité, douleurs s'irradiant aux tempes, à la nuque, fièvre, etc., en un mot tous les symptômes de la rétention du pus. Les malades constatent que la recrudescence des symptômes coïncide avec un arrêt de la sécrétion et, de là à conclure que l'otorrhée ne doit pas être guérie, il n'y a qu'un pas qui est bien vite franchi.

Dans ce cas, il faut rétablir l'écoulement en pratiquant une large paracentèse suivie de l'aspiration du pus ; aussitôt tous les accidents disparaissent.

En chirurgie générale, quand une poche purulente ne peut être enlevée ou modifiée dans sa structure, de façon à pouvoir espérer une réunion immédiate de ses parois, on introduit un drain pour faciliter la sortie du pus et on le maintient en place tant qu'il y a une sécrétion ; il en est de même dans l'otite suppurée, où le drain naturel est représenté par la perforation du tympan et le conduit auditif. Que ce tube à drainage vienne à se fermer et on assistera aux accidents de rétention.

Il faut donc, tout d'abord, s'adresser à la poche purulente, qui est la caisse, en modifier les parois pour qu'elles ne sécrètent plus de pus, et alors le malade ne verra pas survenir les accidents qu'il attribue, à tort, à l'arrêt de l'écoulement.

Il est une autre raison qui explique le préjugé qui règne dans le public. Politzer l'explique ainsi : pendant la sécrétion la muqueuse des osselets est imbibée, congestionnée et, par conséquent, molle, flexible ; quand il n'y a plus de sécrétion, cette muqueuse devient sclérosée, sèche et plus dure, de sorte que la mobilité des osselets est diminuée par la rétraction des osselets ; d'où augmentation de la surdité pendant l'arrêt de l'écoulement.

Même dans ce cas où la suppuration est presque un mal utile, il est bon d'intervenir pour l'arrêter et de combattre les raideurs articulaires par les moyens appropriés.

Fétidité du pus. — L'écoulement purulent peut présenter une fétidité persistante et des plus incommodes, due à la décomposition des liquides dans les anfractuosités de la caisse.

Je ne pourrais dire si, dans certains cas, la fétidité ne tient pas à une sécrétion particulière, à la présence de microbes spéciaux ; mais, dans la plupart des cas, l'odeur tient à un nettoyage insuffisant, à un balayage incomplet des sécrétions qui stagnent et se décomposent. Généralement la fétidité survient quand le pus est sécrété en petite quantité ; les écoulements copieux, obligeant les malades à faire des injections fréquentes et régulières, sont rarement fétides.

Ce caractère n'a donc point de valeur séméiologique déterminée.

Microbes du pus. — Le pus de l'otite moyenne devait

forcément contenir des microbes, car cette cavité est entourée de foyers à microbes : d'une part, le nez et le pharynx, qui sont des réceptacles à micro-organismes ; d'autre part, le conduit auditif et le cérumen, où l'on en a compté une dizaine d'espèces.

Dans une étude récente, M. Martha, sur 50 malades, a trouvé 27 fois des staphylocoques, 18 fois des streptocoques, 2 fois le bacille pyocyanique et un grand nombre de microbes saprogènes.

Jusqu'à présent, la découverte des microbes dans le pus des otites a été toute théorique et n'a point amené de modifications sensibles dans le traitement, car on employait les antiseptiques bien avant que la présence des micro-organismes fût prouvée. Il n'en saurait d'ailleurs être autrement, puisqu'il n'est pas démontré que les antiseptiques les plus puissants *in vitro*, sont ceux qui donnent les meilleurs résultats dans la pratique ; dans l'application, on ne tient pas assez de compte de la réaction des tissus, de leurs modifications vitales qui constituent, à mon sens, la cause la plus puissante de destruction ou de repullulation des microbes.

SÉMÉIOLOGIE DE L'OTORRHAGIE

Je n'ai pas seulement en vue d'étudier, sous ce titre, l'écoulement de sang pur et en quantité notable, mais encore les cas où la sérosité, le pus sont teints en rouge, si faiblement que ce soit.

Les sécrétions pathologiques de l'oreille sont d'ordinaire muqueuses, séreuses ou purulentes ; aussi la couleur sanieuse ou rouge indiquera toujours une rupture vasculaire d'importance variable, dont il est nécessaire de connaître la cause et le point de départ.

Le siège de l'écoulement sanguin peut être le pavillon, le conduit auditif, le tympan ou la caisse et son voisinage.

Je serai bref sur le pavillon, que l'on peut explorer facilement, ce qui permet de déterminer si l'on a affaire à une plaie, une tumeur vasculaire ou maligne, l'othématome, etc.

Le conduit auditif peut être le point de départ de l'otorrhagie. La cause peut être le traumatisme direct ou indirect ou une altération pathologique de ses parois.

Le traumatisme direct est rare; cependant on observe quelquefois des excoriations légères dues à l'introduction répétée d'un corps rugueux pour se gratter le conduit.

Nous avons observé une de ces plaies, placée sur la paroi postérieure et tout près du tympan.

A l'examen, on constate l'existence de croûtelles brunâtres produites par la dessiccation de quelques gouttes de sang; d'ailleurs les explications du malade confirment nos présomptions.

Parmi les causes traumatiques d'hémorrhagie du conduit auditif externe, il en est une, que je n'ai vue signalée nulle part, tant elle doit être rare : c'est la rupture par effort. En voici l'observation : « Un sommelier de 44 ans, après avoir soulevé avec ses mains un tonneau pesant environ 250 kilogrammes, le maintient dans cette position avec sa tête, pendant qu'on posait des cales; tout à coup il éprouve une sensation de craquement dans l'oreille droite, suivie d'un écoulement de sang; l'hémorrhagie persista, malgré les moyens employés, de 5 heures du soir jusqu'au lendemain à 10 heures du matin, où le malade vint consulter. Sur la paroi inférieure de la portion cartilagineuse, on constate l'existence d'une plaie longitudinale de 4 à 5 millimètres d'étendue par laquelle le sang suinte goutte à goutte, mais sans interruption; en dehors de cette lésion on n'observe absolument rien d'anormal ni dans le méat ni sur la membrane du tympan, ni dans les régions voisines; je fis un tamponnement méthodique avec la gaze iodoformée qui mit fin à l'hémorrhagie, qui avait duré 17 heures. »

On a encore observé l'exsudation du sang en dehors de toute plaie, chez des individus nerveux (Baratoux, Luc); ces cas ressemblent, quant à la pathogénie, aux sueurs de sang que l'on rencontre parfois chez les névropathes.

Les causes les plus fréquentes de l'otorrhagie provenant du conduit auditif sont les néoplasies qui s'y développent : granulations, polypes, tumeurs malignes.

Il est des granulations ou des polypes qui saignent facilement, sous l'influence soit d'une injection un peu trop forte, soit d'une exploration avec le stylet ou même spontanément à la suite d'une poussée congestive.

La sécrétion est alors légèrement teintée de rouge de temps en temps, mais il y a rarement une hémorrhagie notable ; presque tous les malades porteurs de polypes accusent cette sécrétion teintée de sang.

Un des caractères de l'épithélioma du conduit, c'est une sécrétion sanieuse qui survient en dehors de toute irritation, et cela par ulcération spontanée du néoplasme ; de plus, le pus est quelquefois fétide, malgré les injections pratiquées par les malades.

Je n'insisterai pas davantage sur le diagnostic de ces diverses lésions qui ont été étudiées précédemment.

L'hémorrhagie tympanique peut être traumatique ou pathologique.

Les traumatismes de la membrane du tympan ne sont pas rares ; ils résultent soit de l'action d'un corps vulnérant, soit de l'augmentatien de pression de l'air contenu dans le conduit auditif ou la caisse (soufflet sur l'oreille, cloches à plongeur, douche d'air trop violente, bruit intense des pièces à feu, etc.), soit d'une déchirure par fracture du crâne ou du conduit auditif externe.

Une chute ou un coup sur le menton peuvent produire un enfoncement de la paroi antérieure du conduit et une déchirure des parties molles qui peut atteindre le tympan : d'où hémorrhagie assez abondante.

L'examen, fait avec beaucoup de ménagements, permettra de reconnaître l'origine de l'hémorrhagie, mais il ne sera pas toujours possible de s'assurer si le tympan est déchiré ou non. Les fractures longitudinales du rocher déterminent souvent une plaie de la membrane par laquelle s'échappe le sang épanché dans la caisse.

Les plaies du tympan par compression de l'air siègent habituellement sur le segment inférieur et ont une direction rayonnée. Les bords ecchymotiques peuvent masquer la perforation ; si l'on ne recourt pas à l'auscultation pendant la douche d'air, une plaie de petite étendue peut passer inaperçue.

Une plaie du tympan ne tarde pas à se cicratriser, pourvu

que des soins malentendus ne s'y opposent pas; mais si elle est infectée, elle peut être suivie d'otite moyenne suppurée qui empêche la cicatrisation et qui donne à la blessure de la membrane les caractères d'une perforation pathologique; à cette période, il est impossible de distinguer une plaie accidentelle d'une perforation. En médecine légale, on est quelquefois appelé à se prononcer sur l'origine d'une plaie du tympan; au début, les caractères objectifs de la perforation permettent de faire le diagnostic de l'origine traumatique; mais, plus tard, s'il y a de l'otorrhée, les symptômes objectifs ne suffisent pas; et ce n'est que par une étude minutieuse des antécédents et de la marche de l'affection qu'on peut acquérir des présomptions, mais non la certitude.

J'ai signalé dernièrement l'existence de phlyctènes hémorrhagiques sur le tympan, dont la rupture peut amener l'écoulement de quelques gouttes de sang; je n'y reviendrai pas.

La caisse du tympan est le plus souvent le point de départ des hémorrhagies bénignes et toujours celui des otorrhagies mortelles.

S'il n'existe aucune lésion du conduit auditif, l'examen de la caisse à travers la perforation du tympan, souvent obstruée par des polypes, permet de reconnaître l'existence des tumeurs charnues : granulations, polypes, tumeurs, etc.

Ce n'est qu'à l'occasion d'une poussée congestive du côté de l'oreille, de l'irritation de ces tumeurs par le stylet explorateur, qu'il survient une otorrhagie appréciable; en temps ordinaire la sécrétion est seulement rosée par intermittence. Je ne ferai que rappeler la sécrétion séro-sanguinolente qui apparaît le premier jour de la perforation du tympan, dans le cours de l'otite moyenne aiguë.

Exceptionnellement, il survient des hémorrhagies complémentaires dont voici un exemple : Une femme de 30 ans voit ses règles arrêtées brusquement à la suite d'émotions très violentes; quelques jours après surdité complète, absolue accompagnée de vertiges, bourdonnements, etc.; tous ces symptômes disparaissent après l'expulsion de caillots sanguins par les conduits auditifs externes.

Jusqu'à présent, toutes les affections que nous avons passées en revue ne donnent lieu qu'à une hémorrhagie sans gravité; il en est autrement de celles qui nous restent à signaler; elles sont occasionnées par l'ulcération des gros troncs vasculaires qui avoisinent la caisse.

Vous vous souvenez que le coude de la carotide n'est séparé de la caisse que par une cloison osseuse très mince, traversée par des filets nerveux et des artérioles.

Le contact du pus pendant des mois et des années détermine la carie du canal carotidien, ulcère le sinus qui entoure la carotide avant d'atteindre l'artère elle-même.

On observe alors une hémorrhagie brusque, assez abondante, qui précède de quelques heures ou quelques jours l'hémorrhagie mortelle; le sang sort à flots du conduit auditif, repousse le tampon qu'on lui oppose et, s'il n'y arrive pas, s'ouvre une voie par la trompe d'Eustache.

Rutilant, il sort à jets saccadés, comme les pulsations d'une artère; il s'arrête quand on pratique la compression de la carotide primitive, pour reparaître dès qu'on cesse la compression.

La quantité de sang perdue est variable; elle est parfois assez abondante pour entraîner la mort immédiate; dans d'autres cas, l'hémorrhagie se suspend mais reparaît quelques heures ou quelques jours après, dans des conditions analogues, jusqu'à ce que la mort s'ensuive.

La ligature même de la carotide primitive n'a pu sauver les malades, mais seulement éloigner l'échéance fatale de quelques semaines et, dans certains cas, de quelques mois.

En somme, les malades atteints d'ulcération de la carotide ont tous succombé, quel que soit le traitement institué; les uns, et ce sont les plus nombreux, par l'abondance de l'hémorrhagie, d'autres, par épuisement ou phtisie pulmonaire (Broca).

Le diagnostic sera facile à faire étant donnés les caractères de l'otorrhagie.

On a observé l'ulcération de l'artère méningée moyenne (Ward, *Transact. of the pathol. Soc.*, 1846), qui est très rare.

Les hémorrhagies provenant du sinus latéral ou du sinus péri-carotidien se distinguent des hémorrhagies précédentes artérielles par divers caractères : couleur rouge foncé du sang, écoulement en nappe et non en jet systolique; la compression de la carotide n'arrête pas l'écoulement sanguin.

II. — SYMPTOMES PHYSICO-MÉCANIQUES OU EXPÉRIMENTAUX

Cette classe comprend les symptômes provoqués par le médecin, à l'aide d'instruments ou de manœuvres spéciales et qui sont indispensables au diagnostic de bien des maladies d'oreille.

Telle épreuve peut être purement subjective, comme l'audition du diapason placé près de l'oreille; le malade seul peut accuser une sensation due à l'excitation du nerf acoustique. Telle autre épreuve, comme la douche d'air par la méthode de Valsalva ou de Politzer ou le cathétérisme, est à la fois objective et subjective: subjective par la sensation qu'éprouve le malade quand l'air pénètre dans la caisse, et objective par les modifications imprimées à la membrane du tympan et appréciables à l'examen direct, à l'auscultation, au manomètre.

Cette classe participe donc, par ce double caractère, aux deux autres classes de signes, dont les uns sont purement subjectifs et les autres objectifs.

Il faut remarquer que les symptômes subjectifs sont assez souvent sujets à caution; cela tient à des causes nombreuses : inintelligence du malade, idée préconçue sur sa maladie qui le porte à donner des renseignements erronés, difficulté de saisir les nuances dans le ton et la force des vibrations sonores, impossibilité d'apprécier exactement le moment où le son cesse d'être perçu, inapplication de plusieurs de ces procédés sur les enfants ou les individus atteints de surdité grave, etc.

On voit par cette énumération qu'il y a de réelles difficultés à obtenir des données exactes, précises.

Aussi on ne devra s'attacher qu'à des différences très appréciables qui peuvent exister entre l'état normal et l'état pathologique ; il faudra contrôler les résultats d'une méthode par ceux des autres méthodes ; à cette condition, vous pourrez obtenir des renseignements suffisamment exacts pour guider votre diagnostic sur la nature et le siège des lésions.

SÉMÉIOLOGIE DU DIAPASON

Cet instrument est un des plus indispensables à l'auriste ; c'est pour lui ce qu'est le stéthoscope pour ausculter les vaisseaux.

Le diapason formé d'une tige d'acier courbée en U ne donne qu'une note qui est invariable pour le même instrument ; on le met en vibration en frappant l'une de ses branches sur un corps résistant non métallique, ou en écartant brusquement ses branches avec un cylindre de métal dont le diamètre est supérieur à la distance qui sépare les deux branches du diapason.

Conta a fait remarquer que la force du choc n'influe pas sur l'amplitude des vibrations, quand elle atteint un certain minimum ; dès que ce degré est atteint, en frappant plus fort le diapason, il ne vibre pas plus longtemps et l'intensité du son n'augmente pas ; on peut donc, avec un peu d'habitude, donner au son la même durée et la même force et obtenir des résultats comparables dans plusieurs examens successifs.

Un diapason à note basse émet un son complexe que l'on a analysé ; on trouve d'abord un son fondamental qui correspond à la note fournie par l'instrument et les harmoniques de ce son ; une oreille un peu exercée saisit très bien des différences.

Les diapasons à note élevée fournissent aussi des harmoniques qui sont négligeables, en raison de leur peu d'intensité et de leur hauteur dans l'échelle musicale.

Politzer a constaté que l'on atténuait les harmoniques en fixant à chaque branche du diapason un étau en laiton, maintenu solidement par une vis.

Suivant que les étaux sont fixés plus ou moins près de l'extrémité des branches du diapason, le son est baissé d'un ou plusieurs tons, de sorte qu'un même diapason peut parcourir une octave (König).

Hartmann fait remarquer que, malgré les étaux, il est des diapasons dont les harmoniques sont très appréciables à l'oreille; de plus, cette adjonction a pour effet de diminuer considérablement l'amplitude des vibrations.

Avant de faire aux malades l'application d'un diapason, il est indispensable de faire certaines études préliminaires sur les sujets à audition normale :

1° Il faut noter *à quelle distance de l'oreille* on commence à percevoir le son du diapason, vibrant au maximum;

2° *Pendant combien de temps* une oreille normale perçoit le son d'un instrument placé tout près de l'oreille et *dans l'axe du conduit auditif*; car si on le place en arrière ou en avant du conduit, la durée de la perception est diminuée très sensiblement.

On répète plusieurs fois chaque épreuve sur un même sujet et on prend la moyenne des résultats; on expérimente ainsi sur plusieurs individus à audition normale, de sorte que l'on a un repère sérieux pour établir si l'audition sur tel malade est altérée ou normale.

Il faut aussi tenir compte du milieu dans lequel on expérimente, car les bruits extérieurs peuvent couvrir le son du diapason ou, en tout cas, restreignent la durée de la perception.

La surdité n'est pas toujours égale à elle-même; tel individu perçoit bien les sons aigus et mal les sons graves ou *vice versa*; tel autre entend bien les sons graves et aigus, moins bien les sons de hauteur moyenne, ou ne perçoit pas du tout certaines notes; en un mot, les formes de surdité sont nombreuses et, pour les saisir, il faut avoir en sa possession des instruments qui permettent de parcourir l'échelle musicale, sinon dans toute sa longueur, au moins dans les octaves les plus usuelles: d'où la nécessité d'avoir une série de diapasons donnant des notes de plus en plus élevées.

Au point de vue pratique, il ne faut pas oublier que le sourd réclame surtout de pouvoir entendre le langage; or, l'intonation normale de la voix humaine s'étend chez les hommes du mi_2 au la_2; on peut admettre, d'une façon générale, que les basses parlent en *mi*$_2$, les barytons en *fa*$_2$ et les ténors en *sol* ou *la*$_2$.

La voix de femme appartient quelquefois à la troisième octave; elle est, par conséquent, mieux entendue par les malades qui ont la surdité des notes basses.

C'est donc la surdité pour les notes de ces deux octaves que l'on devra rechercher, mesurer, parce que c'est la plus gênante pour la vie usuelle.

Chaque praticien compose la série de ses diapasons comme il l'entend; à cet égard, il n'y a pas de règle, d'uniformité.

Comment, avec les diapasons, peut-on mesurer l'acuité auditive? Il existe plusieurs procédés que l'on peut employer successivement :

1° On tient à distance de l'oreille un diapason vibrant au maximum, et on le rapproche jusqu'à ce qu'il soit entendu; mais comme le son s'éteint progressivement, on répète l'épreuve en plaçant tout d'abord l'instrument à la distance où le sujet avait commencé à le percevoir dans la première expérience, puis on note la distance qui sépare l'oreille du diapason.

Supposons qu'un diapason soit perçu à une distance de 20 centimètres par une oreille normale; s'il ne l'est qu'à 5 centimètres pour le sourd, on traduira le résultat par la fraction $\frac{5}{20}$ ou $\frac{1}{4}$.

2° On tient le diapason en vibration tout près de l'oreille sourde et on note le nombre de secondes pendant lequel il est entendu; si l'oreille normale le perçoit par exemple pendant 60 secondes, et le sourd seulement pendant 20 secondes, la fraction $\frac{20}{60}$ traduira le degré de surdité pour le diapason donné. On essaye ainsi plusieurs diapasons de tonalité différente pour reconnaître la sensibilité du nerf auditif, à l'égard des notes éloignées les unes des autres dans l'échelle musicale.

Lucæ conseille d'approcher de son oreille le diapason, dès que celui-ci n'est plus entendu par le malade, et de noter pendant combien de secondes encore le médecin le perçoit. Ce complément d'expérience est inutile, si on a mesuré une fois pour toutes le temps pendant lequel une oreille normale doit entendre le diapason placé tout près du pavillon.

3° On peut encore employer la méthode suivante. qui est rapide et objective. Les embouts de l'otoscope sont introduits, l'un dans l'oreille sourde, l'autre dans votre propre oreille ; le diapason vibrant est déposé sans pression sur le milieu du tube, et vous notez pendant combien de temps vous continuez à percevoir le son, après que le malade a indiqué qu'il ne l'entendait plus : on peut ainsi contrôler soi-même la durée de la perception possible du diapason ; l'inégalité de durée dépendant de la variation de la force du choc est négligeable, puisque le rapport ne traduit que l'audition du sourd comparée avec celle d'une oreille normale.

Voici un exemple emprunté à la clinique :

Or. gauche : D la_3 perçu 30″ par malade 10″ de plus par médecin.
     D ut_4 — 10″ — 5″ —
Or. droite : D la_3 — 25″ — 15″ —
     D ut_4 — 10″ — 5″

Tels sont les procédés que l'on peut employer pour étudier l'état fonctionnel de l'oreille avec les diapasons.

Hartmann reconnaît quatre types principaux, basés sur la façon dont se comporte l'oreille à l'égard des diapasons à notes différentes :

Type I. — Il y a diminution dans la durée de perception aérienne à peu près égale pour toutes les notes. On l'observe dans les affections de l'oreille moyenne et de l'oreille interne ; dans cette dernière, la perception par les os, comme nous le verrons plus loin, est mauvaise.

Type II. — Perception aérienne mauvaise pour les sons graves, assez bonne ou normale pour les notes élevées. On observe ce type dans l'otite scléreuse, ou dans l'otite moyenne suppurée qui a produit des adhérences, des ankyloses des osselets, particulièrement de la base de l'étrier.

Type III. — Bonne audition pour les notes graves, mauvaise pour les sons aigus. Ce type s'observe dans certaines maladies du labyrinthe ; il est particulier à la maladie dite des chaudronniers qui vivent constamment dans un milieu à bruits intenses et aigus ; il en résulte une atrophie ou la dégénérescence des fibres du premier tour du limaçon ; cette affection n'est pas particulière aux chaudronniers, car elle atteint tous les individus que leur profession oblige à percevoir continuellement des sons intenses : artilleurs, mécaniciens, riveurs, etc.

Type IV. — Ce type comprend les cas qui ne peuvent rentrer dans les types précédents, à cause de l'irrégularité de l'audition. Il est des cas où l'audition est bonne pour les notes moyennes, et mauvaise pour les sons aigus et graves ou *vice versa*. Dans d'autres cas, il n'y a surdité que pour une ou plusieurs notes, ou bien la note est perçue avec une tonalité différente de celle qu'elle présente ; par exemple, une note est entendue un demi-ton ou un ton au-dessous de sa valeur. Ces nuances ne sont d'ailleurs appréciables que pour les oreilles musicales. Les lésions de l'appareil de transmission ou du labyrinthe peuvent donner lieu à ces anomalies de perception.

Hartmann ajoute que l'on peut poser avec certitude le diagnostic d'affection labyrinthique, toutes les fois qu'il y a des lacunes dans la perception de l'échelle des notes.

La question de savoir si la surdité est, dans certains cas, due à une lésion de l'oreille moyenne ou de l'oreille interne, ou des deux à la fois dans des proportions inégales, constitue un des problèmes les plus difficiles qu'ait à résoudre l'auriste.

Les moyens de diagnostic sont nombreux, ce qui prouve qu'aucun d'eux n'a une exactitude suffisante ; cependant on peut arriver à une précision relative en employant plusieurs procédés successivement qui se contrôlent mutuellement.

Nous allons passer en revue les épreuves de Weber, Rinne, Bing, Gellé et les résultats obtenus par les manœuvres de Valsalva, et de Toynbee.

Épreuve de Weber. — E.-H. Weber a constaté que le diapason appliqué sur la ligne médiane du crâne était également bien entendu des deux oreilles à l'état normal ; si, pendant qu'il vibre encore, on ferme légèrement avec le doigt l'un des conduits auditifs, cette oreille entend mieux le diapason que l'autre; de médiane la sensation est devenue latérale.

Cette exagération de l'audition a été expliquée par Mach; il l'attribue à l'impossibilité où sont les ondes sonores de s'écouler au dehors, après avoir fait vibrer les osselets et le labyrinthe. Il résulte des expériences de Politzer que le renfoncement du son est dû : 1° à la plus grande résonnance du conduit auditif externe et à la réflexion des ondes sonores transmises par les os de la tête à l'air du méat, vers la membrane du tympan et les osselets; 2° à une modification de la tension de la membrane tympanique et des osselets; 3° à l'empêchement de la sortie de l'oreille des ondes sonores transmises par les os de la tête au labyrinthe et à la caisse du tympan.

Telle est la donnée expérimentale qui est le point de départ de ce qu'on appelle l'épreuve de Weber. Il faut ajouter immédiatement qu'elle est impraticable chez les enfants en bas âge et les vieillards : chez les premiers parce qu'ils ne peuvent se rendre compte d'une différence d'intensité du son, chez les seconds parce qu'à partir de 60 ans environ l'audition par les os du crâne peut manquer complètement; dans certains cas, elle persiste chez des individus de plus de 75 ans.

Voici comment on procède pour faire cette épreuve : on frappe le diapason sur un corps dur pour le faire vibrer et on l'applique immédiatement sur le milieu du crâne. On demande alors au malade de quel côté le son est plus fort; il peut faire trois réponses : il n'y a pas de prédominance en faveur d'un côté, ou bien c'est l'oreille malade ou c'est l'oreille saine qui entend le mieux.

Il y a une cause d'erreur attachée à tous les modes d'exploration subjectifs : c'est que la réponse est subordonnée à l'intelligence du malade, sans que le médecin puisse contrôler son dire; beaucoup de malades répondront d'abord qu'ils entendent mieux de l'oreille saine parce qu'ils sont convaincus que l'oreille malade percevant mal les sons aériens doit forcément mal entendre les sons crâniens; il faut alors engager le patient à observer si c'est réellement l'oreille saine qui entend mieux; et bien souvent il dit que c'est l'oreille malade, après quelques instants d'attention. Il faut donc insister, sans cependant provoquer la réponse, pour être bien certain du résultat de l'épreuve.

Si la différence d'intensité du son est trop peu marquée pour qu'elle soit saisissable, on applique le diapason sur la racine du nez ou sur le milieu de la lèvre supérieure, du menton ou les incisives supérieures; quelquefois la différence devient plus marquée et on l'accentue encore en introduisant les extrémités de l'otoscope dans chacun des conduits auditifs du malade.

On peut admettre comme règle générale que le son du diapason appliqué sur le crâne est mieux entendu du côté malade que du côté sain, ou si les deux oreilles sont atteintes, du côté le plus affecté, dans toutes les affections du conduit auditif ou de la caisse, en un mot dans toutes les affections où il y a un obstacle à la transmission du son au labyrinthe.

Dans les obstructions du conduit auditif par des bouchons cérumineux, les rétrécissements cicatriciels de ce conduit, les inflammations aiguës ou chroniques de la caisse, l'obstruction de la trompe d'Eustache avec enfoncement du tympan, il y aura renfoncement du son du côté malade.

A cette règle, il y a des exceptions individuelles dont il est impossible de déterminer exactement la cause.

Il peut se présenter des cas complexes que l'épreuve de Weber ne permettrait pas de diagnostiquer à elle seule : je suppose qu'un individu soit atteint d'otite moyenne aiguë ou chronique compliquée d'une légère altération labyrinthique; le renfoncement du son que produit la lésion de l'oreille moyenne est abolie par la diminution résultant de la lésion du labyrinthe; dès lors, il n'y a pas de différence dans la sensation acoustique entre les deux oreilles, bien que l'une soit gravement atteinte.

Quoi qu'il en soit, l'audition plus forte du côté sain permet de soupçonner une affection du labyrinthe passagère ou durable de l'oreille malade; on peut l'observer à la suite de violents ébranlements par coups, chute sur la tête, méningite épidémique et notamment dans la syphilis auriculaire dont elle constitue un bon signe de probabilité, etc.

On peut rétablir la différence dans l'audition du diapason

appliqué sur la tête en fermant l'oreille normale avec le doigt; il peut y avoir alors prédominance de ce côté.

Quand l'affection qui avait latéralisé le son est guérie, l'audition médiane se rétablit; ainsi un enfoncement du tympan par obstruction de la trompe produit une audition meilleure du diapason resté du côté du malade; dès que les douches d'air ont replacé le tympan dans sa position normale, la sensation auditive, de latérale, devient médiane.

L'épreuve de Weber ne mesure pas l'acuité auditive, mais permet seulement de localiser le processus morbide; la preuve en est que dans certains cas de vertige de Ménière le sujet peut encore entendre la montre ou la voix à une certaine distance, alors que l'audition pour le diapason vertex est abolie pour le côté atteint.

On peut donc tirer un grand parti de ce mode d'examen en se rappelant toutefois qu'il n'est pas toujours très rigoureux et qu'il présente des exceptions.

Épreuve de Rinne. — Cette épreuve est basée sur ce fait que le diapason appliqué sur le crâne est perçu moins longtemps que si on le place tout près de l'oreille; en effet, si, dès que le diapason vertex cesse d'être entendu, on le place tout près de l'oreille, on l'entend de nouveau pendant quelques secondes.

Rinne a montré que dans la surdité, si l'oreille malade se comporte comme l'oreille normale, il n'y a pas de lésion de l'appareil de transmission, mais une affection de labyrinthe; si, au contraire, le diapason, quand il a cessé d'être perçu par les os, ne l'est pas encore par la voie aérienne, il s'agit d'une lésion du conduit auditif ou de la caisse.

Telle est la règle dans toute sa simplicité; malheureusement elle présente aussi des exceptions. Politzer a vu de nombreux cas où l'oreille moyenne, avec ou sans perforations du tympan, était évidemment malade et où cependant le diapason continuait d'être entendu, près de l'oreille, alors qu'il ne l'était plus sur le crâne, ce qui infirme la règle de Rinne; par contre, il a observé des cas où les symptômes indiquaient nettement une maladie du labyrinthe et où cependant le diapason placé près de l'oreille n'était pas entendu, après la cessation de la perception crânienne.

Lucæ appelle résultat positif ce qui se passe à l'état normal (audition aérienne plus longue que l'audition crânienne) et résultat négatif le cas opposé. Il est d'avis de n'appliquer l'épreuve de Rinne que dans les cas où la voix est perçue à 1 mètre au maximum; elle peut alors donner des indication précises.

On observe des cas où, chez le même malade, la perception osseuse dure plus longtemps que la perception aérienne pour les sons aigus et donne un résultat contraire pour les sons graves; pour éviter de fausses indications, il faut donc répéter l'expérience avec des diapasons de tonalité différente.

C'est une épreuve assez délicate à interpréter et à résultat parfois incertain.

Épreuve de Gellé ou des pressions centripètes. — Lorsque la chaine des osselets et le tympan sont parfaitement mobiles, la compression de l'air dans le conduit auditif a pour effet de refouler la membrane tympanique en dedans, qui repousse la chaine dans le même sens et, en fin de compte, d'augmenter la pression labyrinthique. Si la pression est un peu trop forte il peut en résulter du vertige, des bourdonnements; pendant que cette pression anormale existe, l'audition aérienne et osseuse diminue très sensiblement.

Lucæ, le premier, produisait cette pression avec la pulpe du doigt enfoncée dans le conduit auditif.

Gellé se sert d'un ballon de caoutchouc relié à l'otoscope ou au tube du spéculum de Siègle, avec lequel il comprime l'air dans le conduit auditif.

Toutes les fois qu'il y a compression de l'air dans le conduit, il y a diminution de la perception osseuse, à l'état normal; si la compression est trop forte, il peut y avoir extinction du son et vertige, bourdonnements.

Supposez que le tympan soit très rigide ou que la base de l'étrier soit adhérente à la fenêtre ovale et par conséquent immobilisée, il ne se produira pas d'augmentation dans la pression labyrinthique; l'audition osseuse ne sera donc pas modifiée pendant la manœuvre.

Politzer objecte que l'enfoncement du tympan s'accompagne

de pression sur la fenêtre ronde; que, même l'étrier étant immobilisé, la pression labyrinthique peut être augmentée dans cette expérience, en suivant la voie de la fenêtre ronde; que, de plus, il y a tension anormale de la membrane du tympan; par conséquent, cette épreuve n'a pas, d'après lui, la valeur diagnostique que lui attribue Gellé.

Ces objections sont plus théoriques que cliniques. Politzer fait jouer un rôle capital à l'enfoncement de la membrane de la fenêtre ronde, sous l'influence de la compression de l'air dans le conduit auditif.

D'abord rien ne prouve qu'il y ait compression de l'air dans la caisse, il n'y a point d'expérience qui le démontre; il est très admissible que l'air ainsi comprimé puisse vaincre l'accolement des parois tubaires et s'échapper dans le pharynx.

Quant au rôle de la membrane de la fenêtre ronde, nous ne connaissons pas encore sa physiologie d'une façon assez exacte pour être sûr que, dans l'épreuve de Gellé, la diminution de l'audition crânienne est sous sa dépendance exclusive ou qu'elle en est le facteur principal.

L'anatomie pathologique de cette région de la caisse est encore assez mal connue; dans les cas où l'on a signalé des lésions de cette fenêtre il y avait aussi des altérations sur les autres points de la caisse ou du labyrinthe, de sorte que nous ignorons quelle est sa part dans la production de la surdité.

A ces objections théoriques, nous préférons des arguments cliniques. Politzer assure que dans la plupart des affections de l'oreille moyenne, sans surdité grave, le son du diapason est affaibli par la compression de l'air du conduit auditif. Mais comme le terme d'affection de l'oreille moyenne n'implique pas une immobilisation des osselets, il n'y a pas de raison pour que l'épreuve de Gellé ne soit pas applicable et donne des résultats erronés.

Malgré les arguments de Politzer, Bezold, et le septicisme d'Hartmann, je crois que cette épreuve, bien qu'elle ne soit pas plus infaillible que les autres, donne de bons résultats.

Si le résultat est positif, on peut en déduire que la chaîne, y compris l'étrier, est mobile; si elle est négative, elle démontre seulement qu'il y a immobilité, adhérence sur un point du parcours de cette chaine des osselets, sans que ce soit forcément la base de l'étrier.

Épreuve de Bing. — Lorsque le diapason vibrant est appliqué sur le crâne et cesse d'être entendu, si on ferme légèrement le conduit auditif avec le doigt, le son reparaît pendant un temps plus ou moins long; on se met dans les mêmes conditions que si le méat était obturé par un bouchon cérumineux par exemple: telle est l'épreuve d'Albert Bing.

Voici comment on pratique l'épreuve : un diapason est mis en contact avec la ligne médiane du crâne ou avec l'apophyse mastoïde du côté malade; dès que le son est éteint, on bouche avec le doigt le conduit auditif; aussitôt le son apparaît parce qu'on empêche la sortie des ondes sonores.

La diminution ou l'absence de perception secondaire indique un obstacle dans l'appareil de transmission, surtout si la perception crânienne est normale et prolongée.

Delstanche, qui a expérimenté cette épreuve une centaine de fois, ne l'a trouvée en défaut que trois fois.

Comme les précédentes, cette épreuve ne donne que des indications sur le siège probable des lésions, mais ne permet pas d'affirmer avec certitude l'intégrité du nerf acoustique.

Avant de faire l'application aux malades, il faut d'abord expérimenter votre diapason sur des oreilles saines pour connaître la durée des perceptions primaire et secondaire.

L'essai d'un diapason la_3 m'a donné les résultats suivants :

Perception osseuse primaire. . . . . . 20 secondes de durée.
   —   —   secondaire. . . . 15 à 20 secondes de plus.

Il est un point de pratique capital et qui n'est pas signalé; c'est que la durée de la perception osseuse est influencée par le degré de pression de l'instrument sur le crâne; un diapason appliqué simplement sur le crâne est perçu pendant 20 secondes, mais si vous le pressez fortement il est entendu 5 à 8 secondes de plus, ce qui représente un quart à un tiers de la durée totale. Cet exemple nous montre la nécessité de presser le diapason sur le crâne et non pas de l'appliquer négligemment comme on le fait souvent; vous aurez ainsi des résultats comparables dans tous les cas.

ÉPREUVE DE L'AUDITION PENDANT L'EXPÉRIENCE DE TOYNBEE
ET DE VALSALVA.

Si on pratique un mouvement de déglutition les narines fermées, l'air contenu dans la caisse est aspiré; il se produit ainsi un vide relatif qui détermine l'enfoncement du tympan et la projection en dedans du manche du marteau, et, comme symptômes subjectifs, une sensation de plénitude, un étourdissement léger qui ne disparaissent qu'après un nouveau mouvement de déglutition les narines libres.

Le diapason étant placé tout près du pavillon, le malade fait un mouvement de déglutition le nez fermé; aussitôt la perception diminue très sensiblement sans jamais disparaître complètement; au deuxième mouvement de déglutition, les narines ouvertes, il y a brusquement audition meilleure pendant quelques instants.

Ces variations dans l'intensité du son se font sentir aussi bien pour l'audition aérienne que pour l'audition osseuse à l'état normal.

Quelles doivent être les conditions physiologiques pour que l'épreuve soit positive?

Il faut : 1° que la trompe d'Eustache s'ouvre au mouvement de déglutition; 2° que les osselets et particulièrement la base de l'étrier soient mobiles, sans quoi il n'y aurait pas accroissement de la pression labyrinthique; l'épaississement et la rigidité du tympan produit le même résultat que l'ankylose des osselets; 3° que le nerf acoustique ait conservé assez de sensibilité pour percevoir les sons aériens.

Si donc le son n'est pas modifié pendant l'expérience de Toynbee, c'est qu'il y a une lésion fonctionnelle de l'un de ces trois organes.

La trompe peut ne pas s'ouvrir pendant la déglutition, parce que le nez n'est pas hermétiquement fermé, ou que le malade ne fait pas un mouvement de déglutition suffisamment énergique en avalant un peu de salive, ou à vide, ou qu'il y a obstruction de la trompe ou rétrécissement. On s'assure de la perméabilité de la trompe avec la douche d'air et l'auscultation.

Les affections de la trompe étant éliminées, si le résultat est négatif, c'est qu'il y a lésion des osselets ou du labyrinthe.

On recherche l'acuité auditive avec le diapason, la montre, la voix; s'il n'y a point de perception ou si la surdité est très prononcée, l'épreuve est impraticable.

Il ne reste donc plus que les altérations des osselets : si le son n'est pas modifié pendant l'expérience de Toynbee on en peut conclure que la chaîne est rigide en l'un de ses points : articulations, brides, base de l'étrier.

Ce que je viens de dire de l'épreuve en employant l'expérience de Toynbee qui détermine la raréfaction de l'air dans la caisse, s'applique exactement à l'expérience de Valsalva qui produit la compression de l'air.

A propos de cette dernière manœuvre je tiens à vous faire remarquer un fait intéressant : dès qu'on cesse de pousser l'air dans la caisse, l'équilibre se rétablit spontanément, tandis que, dans l'expérience de Toynbee, on est obligé de faire un mouvement de déglutition, le nez ouvert, pour produire ce résultat; cela prouve donc, comme je l'ai dit précédemment, que l'air comprimé dans la caisse s'échappe par la trompe d'Eustache.

Vous voyez que cette épreuve dont on ne parle pas, sauf Gellé, peut fournir de précieuses indications si elle est pratiquée sur un malade intelligent, capable de saisir les nuances dans l'intensité du son; elle fournit des renseignements sur la perméabilité de la trompe d'Eustache, la mobilité des osselets et la sensibilité du labyrinthe à l'égard des excès de pression.

Malgré sa facilité d'exécution, elle est inapplicable chez les enfants en bas âge, quand il y a une perforation du tympan et chez les individus dont l'intelligence ne permet pas de comprendre ce que l'on demande d'eux.

Elle ne donne encore aucun résultat probant, quand la perception aérienne ou osseuse est très fortement diminuée, au point que le son du diapason est à peine perçu; dans ces cas on peut se servir d'instruments à vibrations plus puissantes.

Le diapason sert encore à d'autres recherches physiologiques, d'ordre secondaire, qu'il est bon de connaître.

DU DIAPASON POUR DIAGNOSTIQUER LA PERMÉABILITÉ DES TROMPES D'EUSTACHE.

Politzer utilise le diapason pour s'assurer du fonctionnement de la trompe d'Eustache. Voici comment : pendant que le diapason, placé devant les narines, vibre, le malade fait un mouvement de déglutition ; l'ouverture de la trompe qui en résulte, produit un renforcement dans l'audition du diapason parce que les ondes sonores pénètrent dans la caisse par le canal tubaire.

Voici les conclusions de l'auteur (*Ann. des mal. de l'oreille*, 1892) :

1° Dans les cas d'affections unilatérales de l'oreille moyenne avec obstruction de la trompe d'Eustache, le diapason ut_3 est plus fortement perçu par l'oreille normale ;

2° Dans les cas d'affections unilatérales de l'oreille moyenne dans lesquels la trompe d'Eustache n'est pas obstruée, les vibrations du diapason sont, dans la plupart des cas, perçues plus fortement par l'oreille malade ;

3° Dans les affections labyrinthiques unilatérales, dans lesquelles l'examen objectif et l'ensemble des autres symptômes ne laissent aucun doute sur la nature de l'affection, le diapason est seulement perçu dans l'oreille saine, tant à l'état de repos que pendant la déglutition.

Cette expérience, exacte en théorie, ne laisse pas que d'être très incertaine dans la pratique, car le renforcement du son n'existe que pendant une seconde et bien des malades ne peuvent déterminer si l'audition est meilleure ou non du côté malade pendant la déglutition.

Qu'est-il besoin d'ailleurs de recourir à une exploration si délicate et si incertaine dans ses résultats, alors que nous avons à notre disposition la douche d'air dont nous pouvons apprécier le passage dans la caisse, soit par l'auscultation. soit par l'examen direct du tympan ; cette dernière méthode est rapide, sûre et objective, tandis que la première est laissée à l'appréciation du malade, ce que l'on doit toujours éviter, quand on peut faire autrement.

SYNERGIES FONCTIONNELLES BINAURICULAIRES. — ACCOMMODATION
(GELLÉ).

Lorsqu'on fait vibrer le diapason près d'une oreille, si on
ferme le conduit auditif opposé avec le doigt, ou si l'on
comprime l'air dans le méat avec la poire à insufflation, le
son diminue d'intensité. C'est, d'après Gellé, la preuve de
la synergie fonctionnelle des deux oreilles dans l'accommodation par l'audition binauriculaire.

A l'état pathologique, cette synergie est augmentée ou
diminuée, ou normale; cette dernière condition est d'un bon
pronostic.

Diapason sur le tube otoscopique. — Le diapason
appliqué sur le milieu d'un otoscope dont les extrémités
sont introduites dans l'oreille du malade et dans celle du
médecin est nettement perçu; si on presse légèrement
l'instrument sur le tube, mais sans l'écraser, le son est renforcé ou reparaît s'il n'était plus perçu.

On peut de cette manière apprécier si le malade saisit de
légères différences dans l'intensité du son.

Gellé emmanche le diapason à l'extrémité d'un tube de
caoutchouc de 50 centimètres dont l'autre embout est introduit dans l'oreille malade. Il a constaté que, si le tympan
est trop excavé, ramolli, si l'appareil conducteur est trop
mobile en dedans, la pression du tube éteint brusquement
le son au lieu de le renforcer.

EMPLOI DE LA MONTRE, DE L'ACOUMÈTRE ET AUTRES INSTRUMENTS.

La montre peut servir, non à mesurer l'acuité auditive,
mais à apprécier l'état de l'audition pour ce genre de son.

Les montres ne donnent pas toutes un son de même hauteur et de même intensité; le son est moins fort quand il y
a longtemps qu'elles n'ont pas été montées; de plus l'audition peut être assez bonne pour le diapason ou la voix est
mauvaise pour la montre; toutes ces raisons suffisent pour
que les résultats ne soient pas comparables quand ils sont

fournis par des expérimentateurs ou des montres différentes.

Pour se servir d'une montre, il faut avoir préalablement cherché la distance maxima à laquelle le tic-tac est perçu par une série d'oreilles normales et prendre la moyenne.

L'épreuve faite sur le malade doit l'être dans les mêmes conditions de repos, de silence pour que les résultats soient comparables. Tout le monde sait que l'on entend mieux le tic-tac de la montre ou le bruit du balancier d'une pendule, au milieu du silence de la nuit que dans la journée.

On détermine la distance maxima à laquelle le malade entend le bruit de la montre et on la compare à la distance obtenue sur les oreilles normales. Si la montre est entendue à 100 centimètres par une oreille saine et seulement 25 centimètres par l'oreille sourde, la fraction $\frac{25}{100}$ ou $\frac{1}{4}$ indiquera l'acuité auditive; si elle n'est entendue qu'au contact du pavillon, on peut, à l'exemple de Prout et Knapp, l'exprimer par la formule $\frac{c}{100}$ c'est-à-dire au contact alors que 100 centimètres représentent la distance normale; si la montre n'est pas perçue, même au contact on le traduit par $\frac{0}{100}$.

L'audition crânienne pour la montre peut être nulle alors que le diapason est encore perçu, sauf chez les vieillards : d'où résultats contradictoires.

Il faut se rappeler que, en dehors des cas où la conductibilité osseuse est très amoindrie, elle l'est normalement chez les individus qui atteignent la soixantaine; pour que la montre soit perçue, il faut que la surdité ne soit pas très prononcée; le tic-tac de la montre n'étant pas entendu, il n'en faut pas conclure que la perception crânienne est abolie, car un instrument à son plus intense comme le diapason, l'acoumètre, peut être perçu.

Si donc la montre appliquée sur le crâne est entendue, c'est d'un bon pronostic. Pour faire l'épreuve on l'applique sur les tempes, ou l'apophyse mastoïde, ou entre les dents.

Les affections de l'oreille moyenne n'empêchent que rarement l'audition osseuse de la montre, au moins dans les formes sécrétoriques ; dans la forme scléreuse, au contraire, la montre peut ne pas être entendue, ce qui indique que le labyrinthe participe au processus atrophique, et cela avec d'autant plus de probabilité que la surdité, les bourdonnements augmentent.

Dans les affections où l'audition crânienne, après avoir disparu, reparaît sous l'influence du traitement, il y a lieu de porter un diagnostic favorable. Si, au contraire, l'audition osseuse diminue rapidement, c'est que le labyrinthe est atteint gravement et le pronostic fâcheux.

Dans les otites moyennes aiguës, il arrive parfois que la perception crânienne disparaît, soit parce que le labyrinthe participe à l'inflammation, soit parce que les fenêtres sont encombrées par l'exsudat ; si, sous l'influence du traitement l'audition osseuse revient, il y a tout lieu d'espérer que la guérison aura lieu avec retour, sinon complet, du moins satisfaisant de l'audition.

Dans les cas où l'audition aérienne pour la montre, le diapason, la voix est mauvaise et où cependant la perception osseuse est conservée, Politzer admet avec raison qu'il y a des probabilités pour que la cause de la surdité réside dans une lésion de l'oreille moyenne et non du labyrinthe.

Il y a donc intérêt, dans le cours d'une affection de l'oreille, de suivre la marche de l'audition pour la montre, faisant abstraction des épreuves où, incidemment, sans raisons appréciables, la montre est bien moins entendue un jour que l'autre ; car il existe, à cet égard, une particularité qu'il faut connaître, c'est l'audition intermittente qui peut tenir à une congestion passagère de l'oreille moyenne ou du labyrinthe.

Acoumètres. — Pour pouvoir comparer entre elles les observations des malades atteints de surdité, il faut se servir d'un instrument qui donne un son de même timbre, même son et même intensité ; or, la montre ne peut fournir cet étalon.

On a donc inventé des instruments destinés à remplacer la montre et donnant un son pourvu des mêmes qualités physiques : ce sont les acoumètres.

Acoumètre d'Itard. — L'acoumètre d'Itard se compose d'un anneau de laiton, frappé par une bille qui tombe d'une hauteur déterminée, mesurée par un arc de cercle. Il a l'inconvénient de ne pouvoir servir à l'audition crânienne et d'être assez encombrant.

Acoumètre de Politzer. — L'acoumètre de Politzer, très portatif, se compose d'un cylindre d'acier de 28 millimètres de long, fixé par un écrou à une colonne verticale en caoutchouc durci.

Au-dessus se trouve un marteau qui tombe toujours de la même hauteur. Pour l'audition crânienne se trouve une plaque ronde rattachée à la colonne verticale et placée au-dessus du marteau. Le son produit par cet instrument peut se comparer au tic-tac très fort d'une montre.

Son mode d'emploi est celui que nous avons indiqué pour la montre et le diapason. Quand il n'y a pas de bruits extérieurs, il peut s'entendre à 15 mètres.

Acoumètre de Levy. — A la Société allemande d'otologie, Levy a présenté, en 1892, un nouvel acoumètre formé d'une plaque métallique vernie, sur laquelle tombe une goutte d'eau pesant 1 décigramme. On fait varier la hauteur de chute en élevant ou abaissant le récipient qui contient le liquide, de sorte que le son varie d'intensité.

L'oreille étant à 25 centimètres de l'appareil, on note de quelle hauteur doit tomber la goutte pour que le son produit par la plaque soit perçue; cette hauteur est égale à 7 ou 8 centimètres pour l'oreille normale d'adulte.

Tous ces acoumètres et d'autres encore que je ne peux mentionner sont insuffisants pour étudier la surdité sous toutes les formes, car ils ne rendent qu'un son.

L'instrument idéal serait un acoumètre portatif qui permettrait d'étudier l'audition aérienne et osseuse, qui donnerait une échelle de sons étendue, dont on pourrait faire varier l'intensité au gré de l'opérateur et qu'on pourrait mesurer ; toutes ces qualités ne sont peut-être pas incompatibles, mais sont, en tout cas, difficiles à réaliser.

On a inventé des acoumètres qui fournissent des sons de tonalité différente et qui réalisent un de ces desiderata.

Acoumètre de Kessel. — Cet instrument n'est autre chose qu'une boîte à musique où des languettes métalliques sonores sont mises en vibration par des pointes fixées à un cylindre que l'on fait tourner. Il fournit les sons de six octaves et il est pourvu d'un indicateur qui donne la hauteur du ton que l'on veut employer.

La transmission aérienne se fait par un tube de caoutchouc qui pénètre dans l'intérieur de la boîte et l'audition osseuse par une tige métallique terminée par une plaque que l'on place sur l'apophyse mastoïde.

Verges de Kœnig. — Ce sont des tiges d'acier donnant chacune un son déterminé ; on peut ainsi avoir une échelle de sons dont le plus élevé peut fournir 100 000 vibrations par seconde.

Blacke a mis à profit cette longue série de notes en se servant de verges qui donnent 27 000 vibrations jusqu'à 100 000 avec des intervalles de 5 000 vibrations. Il admet que le labyrinthe peut, à l'état normal, percevoir des sons que l'oreille moyenne ne peut transmettre en raison de sa structure ; il a établi expérimentalement que l'oreille moyenne ne peut transmettre des sons qui ont plus de 40 000 vibrations à la seconde. Il cite le cas d'un malade dont le tympan très opaque présentait trois plaques calcaires et qui n'entendait la voix haute qu'à 2 mètres et un son de 35 000 vibrations. Après la perforation du tympan, le malade percevait un son de 100 000 vibrations.

La contraction du tenseur tympanique, l'enfoncement de la membrane augmentent la perception pour les sons très aigus ; le contraire à lieu dans les cas de sclérose, adhérences, dépôts calcaires.

On peut ainsi, avec la méthode de Blacke, étudier l'obstacle, créé par la lésion de l'oreille moyenne, qui s'oppose à la perception des sons élevés et s'assurer de l'état du labyrinthe.

Sifflet de Galton. — Cet instrument peut fournir des sons dont le nombre de vibrations peut aller de 6 000 à 80 000, mais il a l'inconvenient de ne pouvoir indiquer la note qu'il fournit à un moment donné.

Je crois inutile de vous décrire en détails les instruments compliqués tels que les audiomètres d'Hartmann, de Bell, de Hugues, de Boudet de Pâris, de Gaiffe, de Baratoux : instruments délicats, coûteux, et ne donnant qu'une échelle de sons assez limités.

Dans les cas compliqués où il n'existe que des lacunes dans l'audition, analogues aux scotomes de l'œil, on peut se servir du piano dont le son s'éteint assez vite, ou de l'harmonium dont un son déterminé peut être maintenu aussi longtemps qu'on le désire.

Il faut bien savoir d'ailleurs que, dans l'immense majorité des cas, toute cette instrumentation est inutile et que, à part quelques cas exceptionnels, ce que réclame le malade, c'est de pouvoir entendre aisément la voix humaine.

Cette épreuve peut cependant être utile pour le diagnostic ; on admet qu'il y a généralement lésion du labyrinthe toutes les fois qu'il y a des lacunes dans l'audition de l'échelle musicale.

Politzer mentionne plusieurs observations empruntées à divers auteurs. Moos a vu un musicien qui fut atteint de surdité subite pour les sons bas, à la suite de la compression de l'air dans les deux oreilles ; Schwartze rapporte un cas de surdité pour les sons élevés chez un musicien, à la suite d'un sifflement de locomotive ; Burnett, un cas de surdité pour les sons au-dessus d'ut chez une dame de 44 ans.

Politzer a observé un maitre de chapelle qui n'entendait que les sons bas de l'oreille gauche et toute la gamme, sauf le si et le fa du registre moyen, de l'oreille droite.

Magnus cite un cas où les notes fa, fa ♯, sol, sol ♯, la et *si* de la troisième octave n'étaient pas entendues et où l'autopsie révéla l'existence d'une ankylose de l'étrier ; le labyrinthe n'ayant pas été examiné au microscope, rien ne prouve que les lacunes de l'audition étaient bien dues à l'ankylose stapédiale.

Vous voyez, par ces quelques observations, qu'il s'agissait de surdités partielles, très limitées, qui auraient passé inaperçues pour la plupart des malades qui viennent se consulter.

AUDITION DE LA VOIX, DU LANGAGE

Si la voix présentait chez tout le monde le même timbre, la même hauteur de ton, si on pouvait toujours émettre un son avec les mêmes caractères physiques, ce serait, à coup sûr, le meilleur acoumètre et le plus utile à consulter.

Mais, au lieu de cela, on trouve les plus grandes différences dans le timbre, la hauteur, l'intensité du son, de sorte que tel sourd comprend bien la voix d'un individu et mal celle d'un autre.

Cela dépend encore d'autres circonstances telles que le milieu dans lequel on parle, la rapidité d'émission des syllabes, la composition des mots que l'on prononce, le timbre de la voix, le défaut de prononciation de l'expérimentateur, etc., de sorte que la voix est l'instrument le moins réglé pour mesurer l'audition et celui cependant que l'on consulte le plus souvent.

Il faut se rappeler que la surdité n'est pas la même pour tous les genres de son ; tel entend bien le diapason qui ne peut comprendre le langage ou vice versa. Cela tient à ce que la voix est formée d'un son fondamental qui domine et de nombreux harmoniques qui lui donnent le timbre particulier à chacun, tandis que le son du diapason est moins complexe.

Oscar Wolf a étudié la faculté de perception des différentes lettres et il a trouvé entre elles de très grands écarts. Il résulte de ses expériences que les lettres suivantes sont entendues aux distances exprimées en mètres : a = 252 mètres ; o = 245 ; e = 231 ; i = 210 ; u = 196 ; m et n = 180 ; s = 175 ; s et ch = 130 ; f = 67 ; k = 65 ; t = 63 ; r = 41 ; b — 18 ; h — 12 mètres.

Il résulte de ce tableau que la perception du langage ou simplement d'un mot dépend de la nature des lettres dont il est formé ; plus un mot contient les voyelles a, e, o, i, mieux il sera perçu à force de voix égale.

Suivant le degré de surdité, on emploiera soit la voix haute, soit la voix chuchotée ou voix basse. A l'état normal, cette dernière peut être entendue à 20 ou 25 mètres quand il n'y a pas de bruits extérieurs. Il y a plusieurs manières de procéder pour étudier l'état de perception du langage.

Si la surdité est unilatérale ou à des degrés différents pour les deux organes, l'on fait boucher l'un des conduits avec le doigt mouillé; le malade ferme les yeux ou tourne son oreille sourde du côté du médecin. Il est utile que le malade ferme les yeux, car les sourds, surtout ceux dont la cophose remonte au jeune âge, comprennent parfaitement ce que l'on dit au mouvement des lèvres.

A une distance déterminée, on prononce une phrase que le malade devra répéter; il faut commencer à voix basse, puis élever de plus en plus la voix jusqu'à ce que les mots soient compris et répétés sans erreur.

Pour s'assurer que la parole n'a pas été perçue par l'oreille bouchée avec le doigt, qui est normale ou moins malade, on fait fermer l'oreille à explorer et on répète la même phrase avec une voix de même intensité; si les mots sont aussi nettement perçus c'est que l'audition se faisait par l'oreille saine; s'il y a une grande différence ou absence de perception, c'est que l'audition avait lieu par l'oreille en expérience (Dennert).

Bezold énumère les chiffres de 1 à 99 et il se rapproche peu à peu du malade, jusqu'à ce que les nombres de dizaines, assez difficiles à comprendre, soient nettement perçus; pour que la voix ait toujours la même intonation, il se sert de l'air résidual, c'est-à-dire de l'air conservé dans la poitrine après une expiration ordinaire.

On peut encore, à l'exemple de Gellé, dans les cas de surdité légère, prononcer plusieurs syllabes rapidement ou des mots détachés, de façon que l'audition d'une syllabe ne permette pas de deviner le sens des autres syllabes du mot, qui ne sont pas entendues.

On pourrait encore se servir d'une langue étrangère, ignorée du malade, qui ne répéterait les mots prononcés que s'ils étaient parfaitement entendus.

Wolf, Burckardt-Mérian ont remarqué que les malades privés du marteau et de l'enclume entendaient mieux la voix chuchotée que la voix haute.

Vous voyez la multiplicité des précautions à prendre

quand on veut s'assurer que l'oreille malade est seule à percevoir la voix ; vous ne vous étonnerez pas quand vous
saurez que l'oreille normale hermétiquement fermée peut
entendre la parole à plusieurs mètres (Dennert, Lucæ).

Au Congrès des otologistes belges, Eemann a fait, l'an
dernier, une communication intéressante sur l'acuité auditive
pour la voix murmurée ; il a constaté qu'entre la zone
d'audition, où tous les mots sont compris et la zone où
aucun n'est perçu, il y a parfois une zone douteuse où quelques mots, quelques syllabes seuls sont entendus ; la conclusion qu'il tire au point de vue du pronostic, c'est que
l'existence de cette zone douteuse est d'un pronostic fâcheux ;
on la constate surtout dans les cas d'otite moyenne scléreuse
avec altération du labyrinthe.

Lorsque la parole n'est pas perçue, même au voisinage de
l'oreille, on emploie des instruments qui concentrent, ren-
forcent les ondes sonores qu'ils transmettent au labyrinthe
en suivant la voie osseuse ; ce sont : les tubes acoustiques,
le dentaphone, la canne acoustique et l'audiphone.

Je passerais sous silence tous ces instruments qui sont,
pour ainsi dire, des appareils de prothèse, si l'un d'eux,
l'audiphone, n'avait été étudié au point de vue du diagnostic
des maladies d'oreilles.

Audiphone. — L'audiphone inventé par Rhodes, de Chi-
cago, est formé d'une plaque de caoutchouc durci ou de
carton bien verni de 25 à 30 centimètres de long sur 20 à
25 centimètres de large ; il présente la forme d'un éventail
ou d'un rectangle ; l'un des petits côtés porte une lame
métallique destinée à prendre appui sur les dents ou l'os
zygomatique et le côté opposé un manche pour saisir
l'instrument. Au lieu de l'appliquer simplement sur l'arcade
dentaire Gellé le fait saisir entre les dents ; il a remarqué
que, de cette façon, les ondes sonores se transmettent plus
facilement à l'oreille interne.

Pour s'en servir, on applique contre les dents ou l'on fait
saisir entre les incisives l'un des côtés de l'audiphone pendant que l'opérateur le courbe, de façon que la convexité de
la plaque regarde en haut et en avant ; on parle à la distance

de quelques centimètres au-dessus de la face supérieure de l'instrument; les vibrations se transmettent de la plaque aux os jusqu'au labyrinthe. Il n'est pas indifférent de courber plus ou moins la lame de carton; la courbure joue, au contraire, un rôle important, et il est bon de rechercher par tâtonnement le degré qui facilite le plus l'audition.

Comme toute plaque vibrante, celle-ci doit vibrer à l'unisson des ondes sonores qui viennent la frapper; c'est pour cela que la courbure doit être appropriée à la hauteur du son que l'on veut transmettre; de plus, sa très grande surface lui permet d'absorber, si l'on peut ainsi s'exprimer, une grande quantité de vibrations.

Dans un très intéressant mémoire (*Ann. des mal. de l'oreille*, 1892) M. Gellé étudie l'audiphone comme moyen de de diagnostic.

Il pose en principe que les sons crâniens n'ébranlent le liquide labyrinthique que par l'intermédiaire de la base de l'étrier et cela, parce que le diapason appliqué sur l'audiphone est moins bien entendu pendant la pression centripète.

Cette expérience prouve simplement que les terminaisons nerveuses du nerf auditif sont moins sensibles quand la pression labyrinthique est exagérée, de même que la sensibilité d'un doigt est émoussée quand on le serre vigoureusement à sa racine, mais cela ne prouve pas que les ondes sonores doivent forcément et toujours ébranler la base de l'étrier avant d'impressionner le labyrinthe.

Gellé admet que quand la parole est entendue distinctement et facilement avec l'audiphone, alors que par toute autre voie rien ne passe, on peut conclure que la platine de l'étrier est libre et que la lésion, cause de la surdité, siège en dehors d'elle, sur le trajet des ondes sonores aériennes.

La conclusion, ajoute-t-il, est logique et simple; le nerf est sain, l'étrier est transmetteur et la lésion siège en dehors du labyrinthe et de la fenêtre.

La première conclusion est admissible; cependant, on peut faire remarquer que le nerf auditif peut présenter un certain degré de parésie, coexistant avec des lésions évidentes de l'oreille moyenne, dans des cas où le son audiphonique peut être perçu, car les ondes sonores provenant de l'instrument ont plus d'amplitude que les ondes aériennes.

Une note rendue en *pianissimo* ou en *fortissimo* donne le même nombre de vibrations à la seconde, mais chaque vibration présente une amplitude plus ou moins grande, suivant l'intensité du son : or, l'audiphone renforce les vibrations.

Gellé distingue deux formes d'immobilisation de l'étrier, dans l'une, la base de cet osselet est ankylosée, soudée à la fenêtre ovale mais elle continue à vibrer et l'audition audiphonique persiste ; dans l'autre, il y a surcharge par des exsudats plus ou moins organisés qui empêchent toute vibration ; aussi la perception avec l'audiphone est-elle abolie.

Pour ma part, je ne vois dans l'épreuve avec l'audiphone qu'une épreuve de Weber médiate, c'est-à-dire que le diapason, au lieu d'être appliqué sur le crâne, l'est sur une plaque élastique en rapport avec les os de la face. Son unique avantage, et il est précieux, est de pouvoir recueillir les sons de la voix ou de l'instrument qu'on appuie sur l'audiphone ; ce qui le prouve, c'est que les dimensions de la plaque ne sont pas indifférentes.

Voici les résultats comparatifs que j'ai obtenus avec un audiphone dont la courbure est maintenue par une corde de boyau fixée à ses deux extrémités : un diapason la_3 appliqué sur le crâne est perçu pendant 15 secondes ; si on l'appuie fortement on le perçoit pendant 7 à 8 secondes de plus, soit au total 22 à 23 secondes.

Le même diapason appliqué sur l'audiphone serré entre les dents est perçu pendant 20 secondes, durée à peu près équivalente à celle de la perception crânienne.

Si l'audiphone est maintenu courbé par la corde de violon, le son du diapason est perçu pendant 30 secondes, au lieu de 20.

La preuve que l'audiphone n'est qu'un renforçateur du son est donnée par l'expérience suivante : si le diapason est placé assez loin de l'oreille pour que le son ne soit pas entendu par la voie aérienne, le son devient perceptible dès qu'on pose le pied de l'instrument sur la plaque vibrante, sans qu'on change la distance.

Quand on ferme le pavillon avec l'audiphone, le bruit du diapason, appliqué sur ce dernier, est incomparablement plus fort et il est perçu plus longtemps que s'il est posé sur le crâne, l'oreille étant fermée avec le doigt.

On peut donc comparer l'audiphone à une boîte de résonnance.

Méthode entotique de Bing. — Dans les cas où les ondes sonores ne peuvent arriver au labyrinthe par la voie normale, à cause des lésions de l'oreille moyenne, Bing (*Monat. für Ohr.*, 1876) fait parvenir le son à l'oreille interne par la trompe d'Eustache. Il adapte le tube acoustique au pavillon du cathéter, introduit dans la trompe et parle devant le tube acoustique; ce procédé d'exploration est désigné sous le nom de méthode entotique.

Bing a constaté que certains malades atteints d'otorrhée chronique avec perforation du tympan, entendaient mieux par la méthode entotique que par le conduit auditif externe et il en concluait que l'étrier était très mobile.

Chez des malades atteints de sclérose, la voix était entendue tout près de l'oreille ou par la méthode entotique, mais ils ne comprenaient la parole qu'à travers un tube acoustique introduit dans le conduit auditif; d'autres ne percevaient la parole que très imparfaitement, quelques mots prononcés à haute voix, tout près de l'oreille.

Dans le premier cas, Bing conclut que l'obstacle siège à l'étrier seul ou aux autres osselets en même temps, mais que le traitement peut avoir une action favorable, tandis que dans le dernier cas, il n'y avait rien à attendre de l'intervention.

Pour l'auteur, chaque fois qu'un malade entend par la voie entotique et qu'on constate chez lui l'intégrité du nerf acoustique, il faut recourir à la myringotomie.

Jusqu'à présent aucune des épreuves ou méthodes employées pour établir le diagnostic de l'intégrité du nerf acoustique n'est à l'abri des objections; ce n'est que par la concordance des résultats obtenus par plusieurs épreuves différentes que l'on peut avoir un diagnostic suffisamment exact pour poser des indications pronostiques et opératoires.

VALEUR SÉMÉIOLOGIQUE DES VARIATIONS EXPÉRIMENTALES

DE LA PRESSION DE L'AIR CONTENU DANS LA CAISSE

L'air contenu dans la caisse, en raison de sa communication intermittente avec le pharynx, présente des oscillations de pression assez faibles à l'état physiologique, mais qui s'accroissent quand il y a lésion de la trompe ou de l'oreille moyenne; la tension peut être augmentée pendant l'expérience de Valsalva, la douche d'air, ou diminuée pendant l'expérience de Toynbee.

A l'état de repos, la trompe est fermée hermétiquement et ne s'ouvre qu'à l'occasion de certains mouvements, comme l'action de se moucher, de déglutir, de bâiller; on perçoit alors un bruit de claquement produit par la séparation des parois tubaires qui sont en contact, à l'état de repos.

Pour vaincre cette résistance il faut une certaine pression, qui est normalement de 20 à 40 millimètres de Hg, mais qui, à l'état pathologique, peut être triplée.

Nous allons passer en revue chacun des procédés en usage pour aérer la caisse.

Procédé de Valsava. — Il consiste à faire un mouvement d'expiration forcé par le nez, pendant que les narines sont formées par le pincement avec les doigts; l'air ne pouvant s'échapper par l'issue naturelle qui est les fosses nasales, se comprime dans le haut du pharynx et arrive à forcer l'entrée de la trompe et pénètre dans la caisse,

La pression ainsi produite est équivalente d'après les recherches de Waldenburg à une colonne de Hg de 100 à 130 millimètres pour un homme adulte et à 70 à 100 millimètres pour la femme. Il va sans dire que ces chiffres sont subordonnés à la vigueur de l'individu, à son âge, facteurs qui font varier les résultats dans d'assez grandes limites.

Nous disposons donc, à l'état normal, d'une pression plus que suffisante pour aérer la caisse, puisqu'il suffit de 20 à 40 millimètres de pression; mais à l'état pathologique, il faut une pression bien plus énergique; il suffit d'un engorgement tubaire, comme il s'en produit souvent, dans le cours d'un coryza, d'une amygdalite pour que la pression nécessaire soit de 100 à 120 millimètres ; s'il y a tuméfaction très marquée de la muqueuse de la trompe ou rétrécissement, ou obstruction par des exsudats visqueux ; si, d'autre part, le tympan a perdu son élasticité, s'il est dur, rigide, la pression de l'expiration forcée ne suffit plus et il faut alors recourir à des moyens mécaniques.

Lorsque le sujet fait l'épreuve de Valsalva, comment s'assurer que l'air a pénétré dans la caisse ?

Il y a deux ordres de signes ; les uns sont subjectifs, les autres objectifs.

Les symptômes subjectifs sont : une sensation de plénitude de tension dans l'oreille, accompagnée, si on maintient la pression, de bourdonnements sourds, comme quand on approche une coquille marine de l'oreille ; il y a de plus production d'un claquement court et sec ou prolongé, humide, suivant l'état de la trompe et de la caisse.

Les signes objectifs sont très importants pour contrôler les assertions du malade. Par l'auscultation avec l'otoscope on perçoit un bruit de claquement produit par le décollement des parois tubaires et le refoulement en dehors du tympan. Quand on examine celui-ci, pendant l'expérience, on peut constater le changement de forme du triangle lumineux, signe indubitable de la pénétration de l'air dans la caisse et de la mobilité du tympan.

Le Valsalva, pour employer la locution habituellement en usage, joue un rôle thérapeutique, sur lequel je ne veux pas insister et un rôle séméiologique.

Si l'expérience est positive, on peut affirmer la perméabilité de la trompe ; si elle est négative, il y a des présomptions pour que la trompe soit obstruée, à moins que le malade ne l'exécute pas bien, ce qui n'est pas rare.

C'est surtout pour déceler les perforations du tympan, invisibles à l'examen, que le Valsalva peut rendre des services.

Par exemple, on constate la présence du pus dans le sinus prétympanique ; comme les amas de pus sont relativement rares dans les myringites primitives, on soupçonne, avec juste raison, que le pus vient de la caisse à travers une perforation, que l'examen le plus minutieux ne peut découvrir. Si, pendant que vous observez le fond du conduit, vous faites faire le Valsalva, vous apercevez une goutte de liquide mélangé d'air, qui vient sourdre à la surface du tympan; dans d'autres cas, on perçoit un son plus ou moins intense produit par les lèvres de la perforation qui vibrent comme un instrument à anches; le son est d'autant plus aigu que la perforation est plus linéaire, plus petite et la pression de l'air plus forte. L'auscultation avec l'otoscope permet de percevoir un bruit de souffle, quand la perforation est un peu plus grande.

Certains malades ne comprennent pas la façon d'exécuter la manœuvre de Valsalva; les uns soufflent, comme s'ils se mouchaient, en laissant passer l'air par les narines, d'autres font un effort en fermant la glotte, sans chasser l'air dans le pharynx, etc.; comme le fait remarquer Trœltsch judicieusement, la faculté de compréhension chez les sourds est très émoussée, de sorte que l'acte le plus simple est mal ou n'est pas exécuté.

Le Valsalva est impraticable chez les jeunes enfants; il congestionne le cerveau, ce qui peut ne pas être sans inconvénients chez les individus à face apoplectiques déjà prédisposés aux congestions des centres nerveux; il congestionne la muqueuse tubaire et celle de l'oreille moyenne, ce qui augmente d'autant plus l'obstacle qu'ils font plus d'effort.

Malgré sa difficulté apparente et ses inconvénients, le Valsalva est une épreuve qui peut fournir des renseignements utiles que vous pourrez souvent mettre à contribution.

Expérience de Toynbee. — Tandis que le Valsalva comprime l'air dans la caisse, le Toynbee le raréfie par le mécanisme suivant : le nez et la bouche étant fermées, le malade pratique un mouvement de déglutition pendant lequel la trompe s'ouvre pour laisser échapper l'air de la caisse, d'où vide relatif dans cette cavité.

Le sujet éprouve alors une sensation de gêne dans l'oreille avec léger état vertigineux, déterminé par l'excès de pression labyrinthique, résultant de l'enfoncement *a vacuo* du tympan.

Par l'examen on constate la dépression du tympan, l'augmentation d'obliquité du manche et une modification dans l'aspect du triangle lumineux. Le manomètre auriculaire décèle l'enfoncement de la membrane par l'ascension de l'index dans la branche qui regarde l'oreille.

Ces signes permettent d'affirmer que l'expérience de Toynbee est positive. Elle peut cependant rester négative dans des cas où il n'existe aucun obstacle; c'est que le malade l'exécute mal; dans ce cas on lui fait prendre une gorgée d'eau qu'il avale pendant que les narines sont fermées.

Au point de vue séméiologique, cette épreuve a une grande importance. Positive, elle prouve la perméabilité de la trompe et la mobilité des osselets. Est-elle suivie de bourdonnements et de vertiges? on peut en déduire que la base de l'étrier fonctionne normalement et que le labyrinthe est, lui-même, peu ou pas altéré.

Si l'air n'est pas raréfié pendant le Toynbée, cela peut tenir, en dehors de toute maladresse du malade, à une obstruction de la trompe ou à l'enfoncement du tympan flaccide, appliqué contre le promontoire; les ankyloses des osselets, les adhérences, les exsudats liquides sont autant de causes qui viennent faire obstacle à l'enfoncement de l'étrier, en s'opposant à la raréfaction de l'air contenu dans la caisse; il en résulte une absence ou une diminution marquée des symptômes subjectifs qui accompagnent le Toynbée. Cette épreuve peut donc fournir des indications sérieuses pourvu qu'elle soit bien pratiquée et que les résultats observés soient interprétés d'une façon judicieuse.

DOUCHE D'AIR PAR LA MÉTHODE DE POLITZER

Nous avons vu que le Valsalva n'est pas sans inconvénients et qu'il ne peut être généralisé à tous les cas où l'on est obligé de recourir à l'aération de la caisse.

En 1863, Politzer a indiqué un moyen facile qui est aujourd'hui universellement connu et qui porte son nom.

Pour pratiquer l'insufflation on se sert d'un ballon de caoutchouc qui a la forme d'une poire ou d'un ovoïde terminé par un embout nasal olivaire. La poire présente un orifice pour laisser entrer l'air dès qu'on l'a comprimé; cet orifice est placé soit sur le ventre, soit sur le fond du réservoir et se trouve muni ou non d'une soupape.

Pour pratiquer l'insufflation on procède de la façon suivante : l'embout nasal ou olive est introduit dans l'une des narines, non verticalement mais le plus horizontalement possible et doit la fermer hermétiquement; on pince les narines avec le pouce et l'index de la main gauche, pour que l'air ne puisse ressortir par la narine libre, et au moment où le malade fait un mouvement de déglutition on presse vivement deux ou trois fois de suite la poire tenue de la main droite. Le mouvement de déglutition est destiné à relever le voile du palais et à interrompre la communication du pharynx supérieur avec la bouche; de sorte que l'air pressé dans une cavité close de toute part est obligé de pénétrer dans les trompes.

On peut obtenir ce relèvement du voile par la déglutition de salive ou d'eau ou en faisant émettre certaines syllabes; hak, hek, houk, lac, ou en faisant gonfler les joues comme pour souffler ou en aspirant fortement de l'air par un étroit orifice des lèvres.

Chez les enfants, surtout s'ils se débattent ou crient, le relèvement du voile du palais se fait sans qu'il soit nécessaire de recourir à ces moyens.

Pour saisir le moment où on doit presser la poire quand le malade fait un mouvement de déglutition, on n'a qu'à observer le larynx; on presse au moment où il s'élève (pomme d'Adam très visible chez les hommes).

Il est quelques précautions à prendre qu'il n'est pas inutile de signaler; si l'embout, au lieu d'être ovoïde, présente une surface plane d'un côté, il faut veiller à ce que cette surface plane soit appliquée contre la cloison nasale; si les narines sont croûteuses, fissurées, ulcérées, il sera préférable de guérir ces lésions, à moins d'urgence absolue, avant de pratiquer la douche de Politzer, parce que la pression des narines contre un corps dur, comme l'embout nasal, est douloureuse et peut être suivie d'un léger écoulement sanguin qui effraye les malades surtout si ce sont des enfants. Il est vrai que, dans ces cas, on peut remplacer l'embout par un tube de caoutchouc à paroi épaisse, que l'on prendra soin de ne pas écraser en voulant fermer les narines.

Il faut, de plus, s'assurer que la fosse nasale n'est pas obstruée par une déviation de la cloison, une hypertrophie des cornets, des polypes, auquel cas on introduit l'embout dans l'autre narine, l'air entrant dans les deux oreilles également bien, quelle que soit la narine choisie.

Si on fait déglutir une gorgée d'eau, avoir soin de ne pas presser la poire trop tôt, car l'eau peut être projetée sur vous par le courant d'air qui la chasse d'arrière en avant.

Quand le voile du palais n'est pas fortement relevé ou quand la pression de l'air est trop forte, le malade se plaint d'une sensation de gène, de pression épigastrique, causée par l'introduction de l'air dans l'estomac; quelques inspirations profondes ne tardent pas à faire disparaître cette gène.

Si une oreille seule doit être aérée, on empêche l'accès de l'air dans l'oreille saine en la fermant avec le doigt.

La pression que l'on peut obtenir avec la poire de Politzer peut aller de 76 à 300 mm. de mercure; on gradue approximativement en pressant plus ou moins fort et plus ou moins brusquement.

Les renseignements que l'on peut obtenir par le procédé de Politzer sont ceux que donnent le Valsalva : état de la perméabilité de la trompe, mobilité du tympan et du manche, existence de perforations, d'exsudats dans la caisse, etc.

La douche d'air peut encore fournir des indications pronostiques. On peut admettre, en thèse générale, que toutes les fois que la douche d'air produira une amélioration très nette et durable de l'audition, le pronostic sera favorable; si, au contraire, l'emploi méthodique de ce procédé, ne donne qu'un résultat douteux, le pronostic doit être réservé.

Le triomphe de la douche d'air est dans le rétablissement du tympan, enfoncé à la suite d'une obstruction tubaire et le gonflement de la muqueuse par otite moyenne aiguë de courte durée; quelques douches d'air suffisent souvent pour rétablir l'audition.

Les accidents signalés à la suite de la douche d'air tels que déchirure du tympan, emphysème, sont survenus par l'emploi de la pompe à compression; nous n'avons jamais observé d'accidents par l'usage de la poire de Politzer dont la pression est beaucoup plus faible.

CATHÉTÉRISME DE LA TROMPE D'EUSTACHE

Dans les cas où la douche d'air est pratiqué dans un but thérapeutique on ne peut, souvent, avoir recours au Valsalva qui congestionne les vaisseaux cérébraux et la muqueuse de la caisse; on emploie alors le procédé de Politzer.

Ce dernier échoue quelquefois quand les trompes sont tuméfiées, rétrécies; on est alors obligé d'agir plus directement sur le point malade en se servant d'une sonde que l'on introduit dans l'ouverture pharyngienne de la trompe et qui sert à insuffler de l'air.

Le cathétérisme fut imaginé en 1724 par Guyot, maître de poste à Versailles, qui traita sa surdité en portant un tube d'étain, convenablement recourbé, par derrière le voile du palais, jusque dans la trompe d'Eustache pour y insuffler de l'air; ses efforts furent couronnés de succès et le procédé resta acquis à la thérapeutique.

La sonde dont on se sert a 15 centimètres de long; elle est coudée à angle arrondi, à environ 1 cent. 5 ou 2 centimètres de sa petite extrémité; à l'autre bout, elle est un peu évasée en entonnoir pour permettre l'adaptation d'un petit cône qui est rattaché à la poire de Politzer.

Pour reconnaître la direction du bec de la sonde, quand elle est dans la fosse nasale, le pavillon présente un ou deux anneaux, ou une plaque dont on aura soin de remarquer la position par rapport au bec.

Les modèles de sonde sont nombreux, mais ils ne diffèrent pas essentiellement de la sonde d'Itard ou de Trœltsch qui sont les plus employées; il est superflu de les décrire en détail.

Il faut avoir des sondes de diamètre différent et dont le bec est plus ou moins courbe ou long pour pouvoir s'adapter aux diverses conformations des fosses nasales.

Avant de pratiquer le cathétérisme il sera prudent d'examiner la fosse nasale que doit traverser la sonde pour s'assurer qu'il n'existe pas de malformation ou de lésion pouvant s'opposer à l'introduction; si cette inspection préalable n'est pas faite, vous vous exposez à la désagréable surprise de constater que le cathétérisme est très difficile ou même impossible et qu'il faut y renoncer, après de nombreux tâtonnements, ce qui produit un effet des plus fâcheux dans l'esprit du malade; vous retirez alors la sonde et vous constatez la cause qui rend le cathétérisme impossible; vous finissez ainsi par où vous auriez dû commencer.

Il ne faut pas oublier qu'en pareille matière, les détails les plus futiles ont leur importance, si on tient à conserver la considération et la fidélité des malades.

L'opération du cathétérisme, généralement facile, est parfois d'une exécution des plus difficiles; c'est ce qui explique le grand nombre de procédés qui ont été inventés.

Il faut avoir présent à la mémoire les rapports de l'ouverture pharyngienne de la trompe avec les parties voisines : cornet inférieur, cloison nasale, voile du palais, paroi postérieure du pharynx qui sont autant de points de repère.

Les uns prennent le cornet inférieur pour point de repère (procédés de Kuhn, Triquet, Miot), d'autres le voile du palais (Boyer, Lévi, Giampetro), d'autres encore la paroi postérieure du pharynx (Kramer, Menière, Tillaux) ou la cloison nasale, etc.

Il est inutile de passer en revue chacun de ces procédés que l'on trouve décrits dans les classiques; je me bornerai à décrire celui que l'on emploie habituellement et qui réussit le plus souvent.

La sonde est tenue très légèrement de la main droite entre le pouce et l'index et la pointe du nez relevée avec le pouce gauche. Tout d'abord oblique en haut et en arrière, la sonde est introduite dans la fosse nasale, puis tenue horizontalement, la concavité de la courbure tournée en bas. Elle ne doit jamais être enfoncée de force dans la fosse nasale, mais seulement guidée par les deux doigts qui la soutiennent, de sorte que, s'il se présente un obstacle, il est contourné sans douleur; on pousse la sonde jusqu'à ce qu'elle soit arrêtée par la paroi postérieure du pharynx; on saisit de nouveau l'instrument au ras de la pointe du nez et on la tire à soi de 10 à 15 millimètres tout en tournant légèrement son bec du côté de la paroi externe du pharynx; la position du bec, tourné en dehors, est indiquée par la situation de l'anneau extérieur; la sonde pénètre ainsi dans l'ouverture de la trompe.

On peut encore, après avoir touché le fond du pharynx, tourner le bec de la sonde vers la ligne médiane et tirer à soi jusqu'à ce que celui-ci soit arrêté par le bord postérieur de la cloison nasale qui est sur la même ligne transversale que les orifices tubaires; arrivé là, on fait tourner le bec de la sonde d'une demi-circonférence qui est ainsi dirigé en dehors au niveau du pavillon de la trompe.

On est assuré que le cathéter est bien dans la trompe par le bruit de pénétration de l'air dans la caisse (auscultation); par la sensation du malade qui accuse le passage de l'air ou dans la bouche ou dans l'oreille, suivant que le cathéter est bien ou mal placé.

Quand le cathéter est bien placé il ne peut être repoussé en arrière, parce qu'il est arrêté par le bourrelet cartilagineux de la trompe, tandis que s'il ne se trouve que dans la fossette de Rosenmuller ce mouvement de recul est facile.

Pendant le passage de la sonde dans le pharynx, certains malades sont pris de contractions du pharynx qui contrarient le libre mouvement du cathéter; il faut engager le patient à respirer fortement par le nez, à ne pas déglutir, ni parler; d'ailleurs, les divers temps de cette manœuvre doivent être faits avec toute la célérité compatible avec une bonne exécution.

Quand un premier cathétérisme a été pratiqué avec succès, si l'instrument porte des divisions, on note celle qui affleure la pointe du nez, pour que dans les opérations successives on n'ait qu'à faire pénétrer l'instrument à la même profondeur avant d'exécuter le mouvement de rotation.

A défaut de divisions, on peut, comme je le fais, marquer la distance avec une petite rondelle de caoutchouc ou un curseur mobile fixé par une vis : la distance de l'ouverture de la trompe à la pointe du nez étant prise à la première opération, on n'a plus qu'à placer l'index à la distance donnée pour que le cathétérisme se fasse sans tâtonnements.

Le cathétérisme peut être rendu difficile par l'étroitesse pathologique de la fosse nasale, par la présence de tissu adénoïde dans le voisinage de la trompe, par la sensibilité excessive du sujet, etc. On y remédie en choisissant un cathéter à courbure convenable, en opérant les végétations adénoïdes et en anesthésiant la muqueuse avec une solution de cocaïne.

Outre les phénomènes réflexes tels que : éternuement, toux nerveuse, larmoiement, nausées, vomissements, le cathétérisme a déterminé quelques accidents que je me bornerai à signaler : épistaxis, déchirure de la muqueuse rhino-pharyngée, rupture du tympan, otite traumatique et emphysème sous-muqueux que l'on peut toujours éviter avec un peu d'adresse et en employant la douceur dans la manœuvre de la sonde.

Il y a eu des cas d'infection syphilitique dus à l'usage d'un cathéter commun à plusieurs malades et insuffisamment nettoyé.

Le cathétérisme sert au diagnostic et au traitement pour insuffler de l'air, des vapeurs médicamenteuses, des liquides de la caisse, diriger des bougies pour dilater la trompe.

Les renseignements diagnostiques qu'il peut fournir sont ceux que nous avons indiqués à propos du Valsalva et sur lesquels il est inutile de revenir.

Dans le rétrécissement tubaire, le cathétérisme peut indiquer le siège de l'atrésie. Si, avec le cathéter, dit Hartmann, l'air pénètre dans la caisse avec une faible pression, alors qu'il faut une pression énergique, avec le procédé de Politzer, c'est que l'obstacle siège à l'orifice pharyngien de la trompe; le bec de la sonde franchissant l'obstacle, l'air pénètre sans encombre jusqu'à l'oreille moyenne.

La valeur pronostique de la douche d'air par le cathétérisme est la même que celle du procédé de Politzer.

On s'assure que l'air pénètre dans la caisse par les moyens que nous avons indiqués à propos du Valsalva, du Politzer; il est une cause d'erreur propre au cathétérisme, c'est le bruit que l'on perçoit à l'auscultation, même quand l'air ne pénètre pas dans la caisse; dans ce cas, le souffle est moins fort, plus éloigné que lorsque l'air pénètre dans la cavité de l'oreille moyenne.

DES MOYENS DE DIAGNOSTIC

TIRÉS DE L'EMPLOI DU SPECULUM DE SIEGLE

Cet instrument a la forme d'un spéculum ordinaire dont l'ouverture extérieure est fermée par une glace inclinée sur l'axe du spéculum pour éviter les reflets; près de la glace se trouve un embout auquel on adapte un tube de caoutchouc assez long, qui se termine, soit par un bouton d'ivoire, si on se sert de la bouche pour faire varier la pression, soit par une petite poire de caoutchouc.

L'extrémité auriculaire est garnie d'un morceau de tube à drainage pour que la pression sur le conduit auditif ne soit pas trop rude. Pour remplacer ce tube de caoutchouc, j'ai fait construire un manchon annulaire de caoutchouc que l'on gonfle quand le spéculum est en place; la fermeture du conduit auditif devient ainsi hermétique sans qu'il soit nécessaire de presser fortement, comme avec le spéculum ordinaire et quelle que soit la forme de la section du conduit qui, le plus souvent, est ovalaire.

Pour se servir du spéculum de Siègle, on l'introduit dans le méat externe en le pressant contre les parois s'il est garni d'un morceau de drain et en gonflant le manchon s'il en est muni; l'air contenu dans le conduit auditif ne communique ainsi avec l'extérieur que par l'intermédiaire du tube du spéculum.

En aspirant avec la bouche on peut produire la raréfaction de l'air du conduit, ou le comprimer en soufflant dans le tube.

Si on examine le tympan pendant l'aspiration, on voit le triangle lumineux se modifier, les parties du tympan situées en avant et en arrière du manche devenir convexes en dehors, et le manche attiré dans la même direction; il se produit un jeu de lumière très apparent au niveau de la membrane de Schrapnell qui est essentiellement mobile à l'état normal.

Si on continue la raréfaction, les vaisseaux situés en arrière du manche s'injectent; la rougeur est surtout manifeste au niveau de la membrane de Schrapnell où se trouve le confluent des vaisseaux.

Si, au contraire, on comprime l'air dans le conduit, un phénomène inverse se produit et la congestion *a vacuo* disparaît instantanément.

On peut ainsi produire très rapidement des alternatives de compression et de raréfaction qui font, pour ainsi dire, vibrer le tympan et permettent d'apprécier la facilité plus ou moins grande avec laquelle la membrane du tympan se déplace.

En effet, quand cet organe est épaissi, sclérosé, il faut un changement de pression beaucoup plus énergique pour lui imprimer de faibles déplacements; quand il existe, au contraire, relâchement, amincissement avec ampliation de la membrane, la moindre aspiration l'attire au dehors, elle est presque flottante.

Ces divers degrés de mobilité s'apprécient par l'examen direct de certains points de la membrane, tels que les parties situées en avant et en arrière du manche, où le déplacement a le plus d'amplitude; dans les cas douteux où la mobilité est très faible, il vaut mieux fixer un point lumineux, comme le triangle ou tout autre reflet et voir s'il se modifie dans son étendue, sa forme, son éclat, sous l'influence de l'aspiration de l'air; car la plus légère modification de forme du tympan agit sur les points lumineux.

Dans les cas ordinaires le phénomène est très apparent; il se produit un jeu d'ombre et de lumière; tel point, peu éclairé à l'état de repos, présente un reflet lumineux dès qu'il change de forme sous l'influence des changements de pression; c'est surtout au niveau de la membrane flaccide de Schrapnell qu'on peut bien l'observer.

Quelles sont les lésions qui restreignent ou empêchent la mobilité du tympan?

On rencontre tout d'abord l'épaississement ou la sclérose du tympan qui rend cette membrane rigide, résistante. Cette lésion consécutive à une myringite primitive ou secondaire se traduit par une couleur gris blanc ou blanc crayeux de la membrane; le plus souvent elle s'accompagne de sclérose de la muqueuse de la caisse ou d'ankylose, rigidité des osselets, etc.

La mobilité du tympan n'est pas toujours connexe de celle du manche du marteau; les cas ne sont pas rares où l'on peut constater une mobilité presque normale du tympan coïncidant avec la perte ou une dimension très sensible des mouvements du manche; il faut donc observer spécialement celui-ci, quand on veut apprécier son état fonctionnel et ne pas le déduire des mouvements de la membrane.

Si le tympan très excavé est appliqué étroitement contre le promontoire, l'aspiration avec le Siègle ne le redressera pas toujours à cause du vide relatif qui existe dans la caisse; il faut, tout d'abord, pratiquer une douche d'air qui aura pour effet, en aérant la caisse, de détacher la membrane, si elle n'est pas retenue par des adhérences.

C'est alors que l'aspiration permet d'étudier sa mobilité partielle ou totale, s'il existe ou non des adhérences.

Les plaques atrophiques qui sont déprimées peuvent donner l'illusion d'une perforation; l'aspiration avec le Siègle permet à l'enfoncement partiel de se transformer en voussure en attirant au dehors la portion amincie.

Si le tympan est adhérent, soit aux osselets, soit à la paroi interne de la caisse, le soulèvement que produit l'aspiration n'est pas uniforme, régulier: la voussure est interrompue en un point qui reste obscur, déprimé en entonnoir; c'est que le tympan retenu par une adhérence qui limite l'excursion en dehors de cette partie, ne présente pas une courbure régulière; la partie ainsi déprimée reste obscure.

L'aspiration avec le Siègle peut être utilisée avec le plus grand profit, pour attirer au dehors l'exsudat liquide que contient la caisse, et que la douche d'air est souvent impuissante à chasser; malgré l'oubli dans lequel est laissé ce moyen, je ne saurais trop le conseiller à cause de son énergie et de la facilité de son exécution.

Dans l'emploi du spéculum de Siègle, il ne faut pas oublier que si l'aspiration est trop intense ou trop prolongée, les vaisseaux s'injectent et qu'on peut réveiller un processus inflammatoire presque éteint; il faut donc s'en servir avec précaution surtout dans les otites moyennes aiguës en voie de guérison.

SÉMÉIOLOGIE DE L'AUSCULTATION DE L'OREILLE

L'auscultation de l'oreille nous permet de constater l'existence d'un certain nombre de symptômes dont l'importance est considérable. Son utilité avait du reste été, sinon constatée, au moins entrevue par l'immortel Laënnec qui traite sommairement la question dans son traité de l'auscultation. « Si, dit-il, on applique sur la base de l'apophyse mastoïde, le stéthoscope dont l'extrémité doit être creusée en forme de pavillon, et si l'on recommande en même temps à la personne sur laquelle on fait cette expérience, de boucher avec le doigt la narine du côté opposé et de souffler un peu fortement par celle qui reste libre, on entend distinctement un souffle qui indique la pénétration de l'air dans les cellules mastoïdiennes.

S'il se trouve un peu de mucosités dans la trompe d'Eustache ou dans la caisse du tambour, on entend un gargouillement fort analogue au râle muqueux et l'on distingue facilement s'il est dans la trompe d'Eustache, dans la caisse ou dans les cellules mastoïdiennes.

Ce phénomène s'observe fréquemment chez les personnes attaquées d'un coryza même léger. »

Le stéthoscope de Laënnec est remplacé par un tube de caoutchouc de 70 à 80 centimètres environ de longueur et muni à ses deux extrémités d'embouts en corne ou en ivoire; c'est l'otoscope de Toynbée ou tube otoscopique.

Pour ausculter l'oreille on introduit une des extrémités dans l'oreille malade et l'autre dans sa propre oreille; le tube ainsi libre, suspendu pour ainsi dire, ne doit être touché par rien, car le moindre frôlement est perçu.

L'otoscope étant en place, si on fait pénétrer de l'air dans la caisse, on perçoit à l'état normal un claquement à tonalité basse dû au redressement de la concavité du tympan ; ses variations peuvent tenir de l'intensité du courant d'air, à l'état de la trompe ou de la caisse.

Quand la trompe est libre on entend un souffle large et prolongé suivi d'un claquement ; s'il existe une atrésie tubaire, le bruit est dur, inégal, de faible intensité, le claquement peut alors manquer.

Il y a encore absence de claquement quand le tympan a perdu son élasticité par sclérose, adhérence, excès de tension.

Lorsque des sécrétions muqueuses occupent la lumière de la trompe d'Eustache on perçoit un bruit de râles muqueux plus ou moins gros, suivant l'abondance et la consistance de la sécrétion.

Les râles muqueux sont surtout perceptibles quand il existe un épanchement dans la caisse ; ils sont fins et nombreux quand l'exsudat est très limpide, gros et moins nombreux quand le liquide est épais, visqueux, peu abondant.

Plusieurs circonstances peuvent empêcher la production des râles humides ; si le liquide n'occupe que le bas-fond de la caisse, l'air qui pénètre dans la cavité passe au-dessus de sa surface et ne vient pas l'agiter. Quand la sécrétion est très épaisse, gluante, muqueuse, l'air n'arrive quelquefois pas avec la force nécessaire pour pénétrer dans la masse et la soulever. Je ne reviendrai pas sur la question déjà traitée, du diagnostic des perforations par l'auscultation.

Par l'auscultation transauriculaire (Gellé) objective (Politzer), on peut, dans une certaine mesure, étudier l'état fonctionnel de la chaîne des osselets et du tympan.

Cette méthode consiste à placer sur le milieu du crâne ou la bosse frontale un diapason et d'étudier les variations d'intensité du son, avec l'otoscope introduit dans l'oreille. A l'état normal, le bruit du diapason est parfaitement perçu par le médecin et presque aussi longtemps que par le malade.

Dans certaines affections de l'oreille moyenne (enfoncement du tympan, ankylose des osselets, sclérose, etc.), la conductibilité est très notablement diminuée.

Après une douche d'air on peut observer ou l'augmentation de la conductibilité ou l'état stationnaire.

Dans le premier cas le pronostic est avantageux parce que les lésions sont modifiées par la douche ; dans le second le pronostic est grave parce qu'il s'agit de lésions irrémédiables telles que : sclérose, ankylose, adhérences résistantes, etc.

Cette méthode d'exploration rend des services considérables et est mise à contribution à chaque instant.

Par l'auscultation de l'apophyse mastoïde on pourrait peut-être déterminer l'état anatomique de cette région et reconnaître si elle est pneumatique, diploetique ou scléreuse ; pour obtenir des notions exactes, il n'y aurait qu'à ausculter des apophyses que l'on pourrait plus tard autopsier et à rapprocher les résultats de l'auscultation de l'état anatomique de l'apophyse ; il y a là matière à des recherches qui seraient des plus utiles.

SIGNES SUBJECTIFS

SÉMÉIOLOGIE DE L'OTALGIE ET DE L'OTODYNIE

Sous la désignation d'otalgie on comprend les douleurs affectant l'organe auditif, mais sans lésion apparente ; c'est, en un mot, la névralgie de l'oreille.

Cette acception est beaucoup trop restreinte, d'autant plus, que, dans quelques cas, il est difficile de déterminer si l'oreille est absolument exempte d'altération pouvant expliquer les douleurs.

Pour embrasser dans cette étude les névralgies propres de l'oreille et les douleurs de cause organique si fréquentes dans les inflammations, nous conserverons aux premières le terme d'*otalgie* et nous désignerons les secondes sous le terme d'*otodynie*.

L'otalgie est loin d'être rare ; on l'observe comme épiphénomène d'une névralgie affectant le trijumeau ou les nerfs cervicaux ; elle est souvent produite par une altération des dents, de la langue, du larynx ; les lésions de ces organes peuvent déterminer des douleurs réflexes ou irradiantes du côté de l'oreille.

En dehors de ces causes locales, il est encore des causes

ou des maladies générales qui peuvent la produire : froid, anémie, fièvres paludéennes.

Il est impossible de donner une formule générale exprimant le genre, l'intensité, la durée des douleurs, caractères essentiellement variables suivant la nature de la cause qui les produit : tantôt ce sont des élancements de courte durée survenant à intervalles réguliers ou variables; tantôt la douleur est continue, violente, s'exagérant au moindre bruit, s'irradiant dans les régions voisines; la périodicité des douleurs n'est pas un caractère absolu de l'origine paludéenne, car on la rencontre dans l'otodynie.

Le point douloureux peut siéger au pavillon dans le conduit auditif ou la caisse, mais dans bien des cas le malade ne peut déterminer son siège.

Pour rechercher le siège de l'otalgie, on presse avec le doigt ou un instrument mousse plusieurs régions successives jusqu'à ce qu'on arrive sur le point dont la pression est la plus douloureuse.

Si l'otalgie est localisée à la face externe du pavillon où se distribuent les branches du trijumeau, il s'agit d'une névralgie de ce nerf; on trouve du reste en même temps les points sus ou sous orbitaire, mentonnier, etc.

La douleur de la face postérieure du pavillon est symptomatique de la névralgie du plexus cervical supérieur; la pression provoque les points douloureux occipital, cervical superficiel, pariétal et mastoïdien.

Il en est de même de l'otalgie dont le siège est le conduit auditif.

Quand le point de départ est l'oreille moyenne, le malade se plaint d'une douleur profonde, augmentée quelquefois par les bruits extérieurs, à cause de l'hyperesthésie acoustique.

Cette otalgie peut être symptomatique d'une névralgie du trijumeau dont on recherchera les points douloureux.

L'otalgie réflexe est assez fréquente; dans la laryngite tuberculeuse il survient quelquefois des douleurs très vives dans une oreille qui sont réveillées ou exaspérées par la déglutition. Les douleurs de dents s'irradient aussi jusque dans l'oreille; l'exploration des dents cariées avec le stylet permettra de reconnaître le point de départ et d'y remédier; le cancer de la langue, du pharynx, les amygdalites, etc., peuvent aussi produire l'otalgie.

Orne Green a observé, dans une otalgie d'origine paludéenne, les symptômes d'une otite moyenne aiguë qui disparaissait avec les accès de fièvre. Dans de pareils cas, si on n'examinait le malade que pendant l'accès, il serait difficile de ne pas attribuer l'otalgie à une otite moyenne aiguë en voie de développement, ce qui conduirait à un traitement topique pour le moins inutile.

On ne saurait donc être trop prudent dans l'appréciation de pareils faits qui peuvent conduire à des erreurs thérapeutiques sérieuses.

Il se présente des cas où dans le cours d'une otite moyenne aiguë, les douleurs apparaissent violentes alors que les signes objectifs et la marche de la maladie sont satisfaisants ; il faudrait se garder de porter un pronostic fâcheux avant d'avoir exploré les régions voisines et s'être assuré qu'il ne s'agit pas d'otalgie réflexe ; ce n'est que par une analyse minutieuse des symptômes locaux et généraux que l'on peut par exclusion, porter le diagnostic d'otalgie réflexe.

Il faut enfin signaler l'otalgie qui résulte d'une irritation ou compression des nerfs qui se rendent à l'oreille par des tumeurs de la base du crâne, du cerveau, des vertèbres cervicales.

L'otodynie est un symptôme presque constant des affections inflammatoires de l'oreille ; de degré variable, son intensité est subordonnée à la sensibilité du sujet, à la violence de l'inflammation et surtout à son siège.

Les altérations du pavillon qui sont douloureuses ne nous arrêteront pas, car elles sont visibles et d'un diagnostic facile : plaie, brûlure, eczéma, tumeurs, etc.

Les affections du conduit auditif qui donnent lieu à des douleurs sont le plus souvent aiguës ou bien surviennent à titre de complications dans le cours d'otites moyennes ; ce sont : les abcès glandulaires, furoncles, eczéma aigu, la périostite rhumatismale, les tumeurs malignes, etc.

De toutes ces affections, c'est la furonculose qui cause les douleurs les plus vives sous forme d'élancements, de sensation de chaleur, tension qui augmentent surtout le soir et la nuit; chez les enfants il peut s'y ajouter des symptômes généraux qui peuvent simuler une méningite.

Dans le cours de l'otorrhée chronique, le conduit auditif se tuméfie, devient douloureux lorsqu'il survient des abcès ou de la périostite.

Les affections du tympan s'accompagnent quelquefois de très vives douleurs pendant les premiers jours; lancinantes, s'irradiant vers le crâne, elles présentent une exacerbation vespérale, comme presque toutes les affections inflammatoires; s'il se produit un abcès tympanique, il y a une détente marquée après l'ouverture chirurgicale ou spontanée de la poche purulente.

Mais ces affections sont relativement rares, si on les compare à la fréquence de l'otite moyenne.

Dans le cours d'une angine ou d'un coryza aigu, le malade éprouve une sensation de gêne, de tension dans une oreille, puis des douleurs vives, lancinantes s'irradiant dans une partie de la tête et du cou. L'otodynie persiste ainsi, avec des exacerbations vespérales ou nocturnes, pendant vingt-quatre heures ou plusieurs jours et disparaît rapidement dès que la perforation du tympan a donné issue au liquide contenu dans la caisse.

Quelquefois, malgré la persistance de l'écoulement, les douleurs continuent : c'est que l'inflammation s'est étendue soit à l'apophyse mastoïde, soit au conduit auditif. Dans d'autres cas, au cours d'une otorrhée chronique, l'excrétion du pus devient moins abondante ou cesse: alors apparaissent des douleurs vives, comme au début de l'otite, avec fièvre, perte d'appétit, inappétence, etc.; tous ces symptômes sont dus à la rétention du pus causée par la cicatrisation trop rapide de la perforation.

Dans l'otite moyenne suppurée on peut constater une tuméfaction de la région mastoïdienne dont la peau est infiltrée, rouge; la pression du doigt est douloureuse; l'otodynie extrêmement violente empêche le sommeil, gêne la mastication, s'exaspère le plus souvent vers les six ou sept heures du soir et quelquefois dans la journée sous forme d'accès de courte durée : on est en présence d'un abcès mastoïdien qui commande une intervention chirurgicale. Après incision des parties molles, on peut ne pas trouver de pus, qui est encore contenu dans l'épaisseur de l'apophyse ; dans d'autres cas l'abcès est seulement périostique, ou, s'il est osseux, l a rompu la table externe de l'os et s'est infiltré sous la peau ; l'incision évacue alors une quantité assez considérable de pus : cette dernière forme est fréquente chez les enfants.

L'otodynie n'est pas un symptôme constant des affections inflammatoires de l'oreille moyenne ; il est des malades chez lesquels l'otite suppurée avec perforation du tympan, se produit sans avoir été précédée de douleurs violentes ; on l'observe quelquefois chez des individus robustes, sains, mais le plus souvent ce sont les tuberculeux avancés, les cachectiques qui jouissent de cette immunité.

L'otorrhée chronique est généralement indolente ; l'apparition de douleurs est l'indice d'une complication : mastoïdite, méningite, abcès cérébral, etc.

L'otodynie ne s'observe pas dans les affections de l'oreille interne, les otites chroniques non suppurées, à moins de maladies intercurrentes ou de complications ; ce sont des affections essentiellement indolentes.

SÉMÉIOLOGIE DU VERTIGE AURICULAIRE

On désigne sous le nom de vertige, cet état dans lequel il semble que tous les objets tournent et que l'on tourne soi-même ou que l'on perd l'équilibre.

Ce symptôme est commun à des maladies très diverses qui ont pour siège, soit les centres nerveux, soit des organes éloignés qui viennent réagir sur ceux-ci, par action réflexe.

Le vertige peut exister à l'état normal quand on regarde du haut d'un monument très élevé, par exemple. Il peut être symptomatique de l'épilepsie, de l'hystérie, de l'anémie et de la congestion cérébrale, de la sclérose en plaques, etc.

Dans la classe des vertiges réflexes on peut ranger le vertige stomacal, laryngé, intestinal, etc.

A côté de ceux-ci se place le vertige auriculaire qui n'est ni réflexe, ni cérébral, mais qui dépend d'une modification dans l'état de certaines parties de l'oreille interne. (Voir *Physiologie de l'oreille interne.*)

Toute modification de structure ou de pression des canaux demi-circulaires membraneux sera susceptible de produire le symptôme vertige.

Symptôme accessoire dans plusieurs affections de l'oreille externe ou de la caisse, le vertige acquiert une importance capitale dans une affection décrite par Menière en 1861 et à laquelle il a laissé son nom.

La maladie décrite par cet auteur, est provoquée par une hémorrhagie dans les canaux demi-circulaires et se traduit par des symptômes apoplectiformes. Dans le premier cas observé, il s'agit d'une jeune fille qui prit froid à l'époque de ses règles et qui fut atteinte d'une surdité subite, accompagnée de vertiges violents, vomissements, etc.

A l'autopsie on trouva une hémorrhagie dans le vestibule et les canaux demi-circulaires.

Voici la description d'un accès de vertige de Menière emprunté au professeur Duplay : le début est soudain ; au milieu de la plus parfaite santé et souvent sans cause appréciable, un individu est pris d'étourdissements, de vertiges, de tintements d'oreilles, de nausées, de vomissements. La face se couvre d'une sueur froide, comme à l'approche d'une syncope ; l'attaque est souvent si violente que le sujet tombe privé de sentiment et de mouvement. Dans d'autres cas, le malade ne perd pas connaissance, mais il ne peut se tenir debout, ni marcher ; dès qu'il se lève il lui semble que les objets tournent autour de lui, il titube comme si le sol se dérobait sous ses pieds ; quelquefois on a noté une tendance involontaire à tourner constamment du même côté. Ces divers phénomènes durent un temps variable, parfois très court, quelques minutes, un quart d'heure, quelques jours au plus. Puis le malade revient à la santé, ou conserve seulement une tendance au vertige, mais l'ouïe est complètement perdue ou, du moins, très affaiblie d'un seul ou des deux côtés à la fois.

Il est aussi habituel, lorsque la surdité n'est pas complète, de voir les bourdonnements persister avec une grande intensité. La surdité présente parfois ce caractère qu'elle n'existe que pour certains groupes de sons.

Après une pareille attaque la surdité peut être complète

et définitive, mais le plus souvent, elle ne fait qu'augmenter, tantôt pour les sons bas, tantôt pour les sons aigus; l'audition de ces derniers disparaît généralement plus vite que celle des sons graves.

L'état de vertige dure encore quelques jours après le retour de la connaissance et s'augmente dans l'obscurité ou quand le malade ferme les yeux, comme dans l'ataxie locomotrice. Il est des cas où l'incertitude de la marche a persisté des mois et des années après une première attaque.

Il peut arriver que l'attaque soit unique; d'autres fois elle se répète à des intervalles plus ou moins éloignés et chaque retour aggrave la surdité produite par les attaques antérieures.

Au point de vue de la fonction auditive le vertige de Menière est d'un pronostic très grave, car la surdité ne rétrocède pas, ou, s'il survient une légère amélioration, elle n'est qu'éphémère.

La maladie de Menière, au point de vue nosographique, constitue une entité morbide, caractérisée par une lésion congestive ou hémorrhagique du vestibule et des canaux demi-circulaires.

Le symptôme vertige se rencontre aussi dans les affections de l'oreille externe ou de l'oreille moyenne, sans participation du labyrinthe; il s'agit alors, non de la maladie de Menière, mais d'un ensemble de symptômes auxquels on a donné le nom de syndrôme de Menière.

Partant de cette donnée physiologique et clinique, que toute augmentation de pression du liquide labyrinthique peut occasionner du vertige, des bourdonnements, l'incertitude de la marche, il sera, assez souvent facile, de reconnaître les affections susceptibles de produire une pareille perturbation.

A l'état normal, si on touche avec le stylet boutonné la membrane du tympan, on peut provoquer du vertige; il en est de même si on la repousse par la compression de l'air du conduit, par les injections de liquide, etc.

Dans le premier cas, le vertige peut n'être que réflexe si le simple contact du tympan suffit à le produire, mais le plus souvent il est produit par l'enfoncement de la base de l'étrier dans la fenêtre ovale qui détermine une augmentation de pression du liquide contenu dans le labyrinthe.

Le vertige sera d'autant plus facile à produire que l'étrier sera plus mobile et que la fenêtre ronde, qui n'est en somme qu'une soupape de sûreté sera plus rigide, plus chargée d'exsudats qui en empêchent le libre fonctionnement.

Peut-être une sensibilité anormale des ramifications du nerf auditif joue-t-elle un rôle pour expliquer la production du vertige chez certains sujets, alors que d'autres, atteints de la même affection, n'en éprouvent pas; il peut se faire aussi que nos moyens d'investigation ne nous permettent pas de reconnaître toujours les variations infinies que peut présenter une même affection.

Les causes du vertige peuvent siéger dans le conduit auditif externe, ou dans la caisse.

Les corps étrangers, les bouchons cérumineux qui viennent s'appliquer contre le tympan peuvent donner lieu à un vertige passager ou durable, mais rarement très prononcé; c'est plutôt un état vertigineux qui augmente à l'occasion de certains mouvements tels que : bâillement, éternuement, etc., qui projettent la membrane contre le corps étranger.

La compression de l'air dans le conduit auditif, qu'elle soit expérimentale, comme dans l'épreuve des pressions centripètes ou accidentelles (soufflet sur l'oreille, cloches à plongeur. etc.), peuvent produire un vertige qui persiste rarement longtemps, à moins qu'il n'y ait une lésion de la chaîne ou du labyrinthe.

Les injections de liquide peuvent donner lieu au vertige; il est des malades atteints d'otorrhée qui l'éprouvent chaque fois qu'ils prennent une injection. Trois causes peuvent être invoquées : la force trop grande du jet, la basse température du liquide et la susceptibilité du malade qui peut tenir à une sensibilité excessive ou à un état anatomique de la caisse qu'il n'est pas toujours facile de diagnostiquer.

Le syndrôme de Menière se présente encore dans l'enfoncement de la membrane du tympan, la rétraction du tenseur, la paralysie du muscle stapédius (paralysie faciale), toutes lésions qui peuvent déterminer une compression du liquide labyrinthique par enfoncement de l'étrier.

La soudure ou ankylose de l'étrier dans une position anormale donne lieu au vertige parce qu'elle produit une pression continue sur le labyrinthe.

Ce symptôme est fréquent et acquiert parfois une grande intensité après l'ablation des osselets (opération **de Stacke**) et surtout de l'étrier (opération de Kessel). Il persiste ainsi plusieurs jours et quelquefois plusieurs semaines et ne diminue que progressivement.

Les lésions traumatiques ou pathologiques du labyrinthe (plaie par instruments piquants, par armes à feu, chute sur la tête, carie du labyrinthe, hémorrhagies, etc.) s'accompagnent souvent de vertige.

Voici une observation qui a toute la valeur d'une expérience physiologique : dans une exploration préliminaire pour enlever une balle de revolver située au niveau de la caisse, le stylet toucha un point très sensible ; aussitôt le malade, qui n'était pas endormi, se souleva de la table d'opération en s'accrochant avec violence aux bords de celle-ci, en proie à une grande frayeur ; revenu à lui au bout d'un instant, il expliqua qu'il lui avait semblé qu'il tournait de gauche à droite (c'était l'oreille droite qui était lésée) et qu'il s'était raccroché à ce qu'il avait sous la main pour éviter une chute.

La sonde avait, par hasard, touché le canal demi-circulaire membraneux horizontal et déterminé un vertige en rapport avec l'organe atteint.

Le diagnostic étiologique du vertige est souvent entouré de grandes difficultés.

Quand il y a une lésion évidente de l'oreille externe ou de la caisse et que le traitement dirigé contre ces affections le fait disparaître, son origine est claire.

Dans le vertige de Menière, on tiendra compte de ce fait, que la maladie procède souvent par accès et que la surdité est progressive ; de plus, souvent, le malade ne perd pas connaissance ; il a conscience de son état, ce qui suffit à le différencier du vertige épileptique.

Si le vertige tient à une affection des centres nerveux (anémie, congestion, sclérose en plaques, affections du cervelet, etc.), il y a toujours des symptômes se rattachant à l'état de l'organe malade qui faciliteront le diagnostic. Du reste, l'examen méthodique de l'oreille ne révélera aucune lésion appréciable ou trouble fonctionnel grave. Il en sera de même pour le vertige des anémiques, des goutteux, des dyspeptiques.

Mais, si une affection auriculaire coexiste avec une des maladies précédentes, ce n'est que par une exploration minutieuse de l'oreille et une étude attentive des conditions dans lesquelles survient le syndrome de Menière, que l'on pourra résoudre le problème : quelle est de l'affection auriculaire ou de la maladie des centres nerveux, etc., celle qui produit le vertige?

SÉMÉIOLOGIE DES BRUITS SUBJECTIFS

On entend, sous le nom de bruits subjectifs, les sensations auditives qui n'ont point pour causes des sons extérieurs; ils résultent soit de l'irritation des expansions terminales du nerf auditif, soit de la perception des bruits et sons qui se passent dans l'oreille ou les régions voisines.

Les bruits subjectifs sont : les uns, purement subjectifs; les autres à la fois subjectifs et objectifs.

Il n'est pas toujours facile au malade de dire quelle est l'origine des bruits qu'il entend, car il peut prendre pour un bruit extérieur un bruit qui se passe dans l'oreille.

Les bruits subjectifs, indépendants de toute lésion fonctionnelle du labyrinthe sont nombreux; je signalerai parmi ceux-ci les bruits anémiques qui se passent dans la jugulaire, le bruit de décollement des parois tubaires pendant la déglutition, le bâillement, le souffle des anévrysmes des artères voisines de la caisse, les contractions musculaires du tenseur tympanique, du stapédius, des muscles masticateurs qui donnent lieu à des sons perceptibles surtout si le conduit est fermé.

Quand il existe dans la caisse un épanchement très fluide, le malade perçoit un bruit de gargouillement, de râles humides, quand l'air pénètre dans la caisse. Tous ces bruits sont à la fois objectifs et subjectifs; mais plusieurs d'entre eux ne présentent aucune valeur séméiologique.

En dehors de ces causes locales et de voisinage, il est d'autres bruits subjectifs qui reconnaissent pour cause une maladie générale ou une affection locale très éloignée de l'oreille ; on observe les bourdonnements dans les pertes de sang abondantes, la congestion cérébrale, la migraine, à la suite de fatigues excessives et prolongées, dans la carie dentaire, certaines affections de l'utérus, de l'estomac, etc.

La pathogénie des bruits subjectifs n'est pas unique ; les uns reconnaissent pour cause une altération légère du labyrinthe comme dans la migraine, la congestion ou l'anémie cérébrale, etc. ; d'autres sont réflexes comme ceux qui reconnaissent une affection stomacale ou utérine pour origine.

Les bruits subjectifs, d'origine auriculaire, plus intéressants pour nous, constituent un des symptômes les plus fréquents des affections de l'oreille.

Expression d'une irritation ou d'une excitabilité anormale du nerf auditif, ces bruits sont souvent symptomatiques d'une augmentation de pression du liquide labyrinthique ; souvent, ces deux causes sont réunies pour produire ces alternatives de rémission et d'augmentation des bruits subjectifs. Beaucoup de malades accusent une augmentation de ces bruits à la suite de veilles prolongées, de l'abus du café ou de l'alcool, de travaux intellectuels exagérés, etc. ; en un mot, à la suite de toutes les causes qui exagèrent la sensibilité des organes des sens.

La perception des bruits extérieurs intenses ou même modérés réveillent ou augmentent les bourdonnements ; on peut citer comme exemple : le bruit du froissement du papier, du balancier d'une pendule, le sifflet de locomotive, le roulement des voitures, le brouhaha d'une fête, etc.

Quand les bruits sont peu intenses, ils disparaissent, quand le malade est occupé à un travail qui l'intéresse, quand il se distrait, pendant un voyage peu fatigant, mais reparaissent dès qu'il se trouve dans le silence de la nuit ; la plupart des malades accusent une augmentation de leurs bruits subjectifs quand ils se couchent au point que leur sommeil en est retardé.

Les affections de l'oreille qui s'accompagnent de bourdonnements sont nombreuses et siègent soit dans le conduit auditif, soit dans la caisse ou le labyrinthe.

Les affections du conduit qui donnent lieu aux bruits subjectifs sont des obstructions par bouchons cérumineux, les corps étrangers, surtout les insectes vivants, les tumeurs de diverse nature. L'intensité des bruits, leurs caractères physiques, leur constance, dépendent du siège de l'obstruction et de son degré; le plus souvent, ils sont dus à l'irritation de la membrane du tympan par le corps du délit.

Les affections du tympan, d'origine inflammatoire s'accompagnent bien plus rarement de bruits subjectifs; mais il n'en est pas de même de l'enfoncement général qui résulte d'une obstruction tubaire ou qui est consécutif à une otite moyenne, suivie d'adhérences.

Les maladies de la caisse du tympan sont la cause la plus fréquente des bruits subjectifs. Ils sont fréquents dans l'otite moyenne aiguë et diminuent ou cessent, dès que la compression a disparu, à moins que des adhérences ne retiennent le tympan et les osselets dans une situation anormale; ils peuvent alors persister pendant des semaines et des mois et ne disparaissent que lorsqu'on a fait cesser la compression qu'exerce la base de l'étrier sur le labyrinthe.

Dans l'otite moyenne suppurée, outre les adhérences, il se produit des exsudats, au niveau des fenêtres ronde et ovale, qui en altèrent le libre fonctionnement; malgré ces conditions défavorables, les bruits subjectifs n'ont que rarement l'intensité et la persistance qu'ils acquièrent dans l'otite sèche ou scléreuse.

Les bourdonnements et la surdité progressive constituent les symptômes cardinaux de cette forme d'otite. Au début, intermittents, de faible intensité, ils gagnent en violence et en fréquence avec les progrès de la maladie, jusqu'à ce que la sensibilité spéciale du nerf auditif ait disparu. Chez tous les malades atteints d'otite scléreuse, les bruits subjectifs ne se présentent pas toujours avec les mêmes caractères d'intensité, de continuité, mais bien peu y échappent complètement. Les bourdonnements deviennent parfois si intenses qu'ils absorbent toute l'attention du malade, le jettent dans l'hypochondrie et le conduisent même, parfois, au suicide.

Le symptôme est quelquefois si prédominant que c'est le seul dont se plaignent les malades : faites-moi disparaître ces bourdonnements qui m'incommodent par trop, disent-ils ; ou bien : si je n'avais pas ces bruits, j'entendrais bien, eux seuls me gênent.

Sous l'influence d'un traitement méthodique, les bruits subjectifs, à une phase peu avancée de la sclérose, peuvent disparaître pendant un certain temps, mais ils reviennent après avec la même intensité ; c'est que dans ces cas, la lésion atteint, non seulement l'oreille moyenne, mais encore le labyrinthe. C'est pour cette dernière cause que les bourdonnements acquièrent une violence toute particulière dans le vertige de Menière ; ils constituent, avec le vertige ou l'incertitude de la marche, les nausées et les vomissements, les principaux traits cliniques de cette maladie.

La plupart des maladies du labyrinthe : anémie, congestion, lésions traumatiques, tumeurs, etc., s'accompagnent de bruits subjectifs plus ou moins intenses et durables, suivant la nature de la lésion.

Il n'est pas jusqu'à certaines maladies du cerveau qui ne puissent donner naissance à ce symptôme, soit par lésion analogue du labyrinthe (anémie, congestions centrales), soit par irritation du nerf auditif dans son trajet intra-crânien, ou de son noyau d'origine (méningite cérébro-spinale, apoplexie centrale, tumeurs du cerveau.

Certains médicaments, comme la quinine et les salicylates, donnent lieu à des bourdonnements assez intenses, même à dose modérée chez certains individus ; ils disparaissent dès qu'on cesse l'usage du médicament.

Ces notions étiologiques et pathogéniques connues, voyons quelle est la nature des bruits accusés par les malades.

On peut dire que leur variété est infinie et n'a d'autres limites que la richesse d'imagination des malades qui les comparent, avec plus ou moins d'exactitude, à des bruits extérieurs que tout le monde connaît.

Les bruits subjectifs peuvent être simples ou complexes ; dans les premiers on peut ranger les bruits de cloche, bourdon, sifflement, bruissement, bouillonnement, tintement, le cri du grillon, le gazouillement, le crépitement, etc.

Comme bruits complexes on peut citer le bruit chaotique, les voix humaines, le gazouillement des oiseaux, les aboiements, les notes musicales, etc.

Hartmann cite le cas d'une dame atteinte de surdité nerveuse qui entendait pendant un temps assez long les mélodies les plus belles qu'elle connaissait déjà. Mais plus tard, ces mélodies se firent entendre pêle-mêle avec des dissonances entre elles, à la grande désolation de la malade.

Le plus souvent, l'audition de ces bruits ne trompe pas le malade sur leur provenance ; il n'extériorise pas les sensations ; il lui semble que le son produit vient de l'oreille, ou de la tempe, ou de l'intérieur du crâne. Parfois cependant, surtout au début, il arrive qu'un bruit subjectif est rapporté à un bruit extérieur ; c'est la première étape des hallucinations si fréquentes chez les aliénés et qui les portent à des voies de fait dont ils ne sont pas responsables.

Peut-on tirer de la nature des bruits, des indications sur le siège de la lésion auriculaire ? Malheureusement non, parce que chaque malade est seul juge des caractères de ces bruits et que, d'autre part, dans le cours d'une même affection, il y a des changements dans la nature des bruits perçus.

Cependant, les bruits très intenses en jets de vapeur, sifflements, sont peut-être plus fréquents quand le labyrinthe est en cause que lorsque l'oreille moyenne est atteinte.

Comment diagnostiquer si les bruits sont auriculaires ou extraauriculaires ? Tout d'abord, on peut admettre, comme règle générale, que les bruits d'origine vasculaire sont atténués ou disparaissent par la compression de la carotide du même côté de la face ; de plus, ils sont synchrones au pouls, pour les bruits artériels, et perceptibles pour le médecin quand il s'agit de souffles veineux d'origine anémique.

Les bruits musculaires ; contraction du tenseur, du muscle de l'étrier, des masticateurs, ne surviennent qu'à de rares intervalles, à l'occasion de certains mouvements (occlusion des paupières, contraction des masseters) ; il en est de même du bruit de décollement des parois tubaires qui se produit pendant la déglutition. Ces bruits sont aussi objectifs et peuvent être entendus avec l'otoscope.

13

Si une recherche méthodique des lésions auriculaires est négative et si l'analyse des symptômes permet de rejeter l'existence d'une affection des régions voisines de l'oreille, on dirigera ses investigations du côté de l'estomac, de l'utérus, dont les bourdonnements peuvent être un symptôme réflexe.

Les bruits subjectifs sont un symptôme fréquent de la maladie de Bright; on ne négligera donc pas de rechercher l'existence de l'albuminurie dans les cas où la cause des bourdonnements n'est pas évidente.

L'origine labyrinthique des bruits subjectifs est claire quand ils surviennent après l'ingestion de certains médicaments, à la suite de traumatismes de l'oreille interne, mais la difficulté est grande et même insurmontable quand l'oreille moyenne présente des lésions (otite scléreuse) qui peuvent s'étendre au labyrinthique; on ne peut souvent déterminer si la cause réside dans l'altération de la caisse, ou dans celle du labyrinthe, ou dans les deux à la fois.

Les bruits subjectifs d'origine cérébrale, en l'absence de tout autre symptôme, ne peuvent être diagnostiqués que par exclusion; mais généralement il existe des troubles fonctionnels tels que : paralysie, convulsion, anesthésie, troubles visuels, intellectuels, etc., qui permettent d'indiquer le siège de la lésion cérébrale.

Si un traitement méthodique par les douches d'air ou la raréfaction de l'air du conduit auditif reste sans effet, il est à craindre que le labyrinthe ou les centres nerveux ne soient la cause des bruits perçus; car, s'ils étaient dus à un simple enfoncement de l'étrier, sans ankylose, ces moyens thérapeutiques auraient suffi pour les atténuer.

L'étude de la marche des bruits subjectifs peut encore être utile au pronostic.

S'ils sont intermittents et disparaissent par un traitement bien dirigé, il y a tout lieu d'espérer que l'organe reprendra ses fonctions, ou du moins que la lésion ne progressera pas.

Si, au contraire, les bourdonnements augmentent d'intensité et de fréquence, s'ils ne sont pas modifiés par la douche d'air, on peut porter un pronostic grave pour l'audition; c'est que,

le plus souvent, on a affaire à une affection progressive :
l'otite scléreuse.

SÉMÉIOLOGIE DE LA PARACOUSIE DE WILLIS

En 1860 Willis rapporte l'observation d'une femme qui
n'entendait la voix que lorsque son domestique battait le
tambour. Cette amélioration de l'audition pour la voix,
appelée paracousie de Willis, se produit quand le malade
se trouve dans un milieu bruyant : usine, chemin de fer, etc.

Cette amélioration existe non seulement pour la voix mais
encore pour l'acoumètre (Politzer). Certains malades comprennent même le langage plus facilement et de plus loin que
des personnes à ouïe normale placées dans le même milieu.

Quelle explication donner à une pareille anomalie:
Trœltsch pensait à une erreur d'interprétation et expliquait
la paracousie, par le fait qu'on parle instinctivement plus fort
pour se faire entendre et que le sourd prête une attention
spéciale. Devant le grand nombre de malades atteints de
paracousie et qui tous ne pouvaient être le jouet d'une illusion, il rejeta cette première explication et admit l'hypothèse
suivante : s'il existe une légère interruption dans la chaîne
des osselets, comme par exemple une séparation de l'étrier
et de l'enclume, il peut se faire que les bruits intenses,
poussant en dedans la membrane du tympan, rétablissent
ainsi la continuité dans les surfaces articulaires séparées par
une maladie antérieure.

Pour Politzer, l'amélioration de l'audition est due à l'é-
branlement des osselets devenus rigides, et en les écartant
de leur portion d'équilibre, les rend plus aptes à transmettre
les sons.

Ne pourrait-on pas admettre que le nerf acoustique a perdu
une partie de sa sensibilité et que les bruits intenses venant
à la réveiller, le rendent plus apte à être impressionné par
des sons ordinaires qui viennent se surajouter aux précédents? D'ailleurs J. Müller admet qu'il s'agit d'une torpeur
du nerf auditif, qui a besoin d'une excitation pour réveiller
son activité.

Bien que la paracousie de Willis puisse s'observer à la

suite d'otite suppurée, ayant amené la destruction d'une partie de la caisse, c'est surtout dans l'otite sèche, scléreuse qu'elle est fréquente, et notamment dans les cas où elle est incurable. Ce symptôme est donc d'un pronostic fâcheux.

PARACOUSIE ET DIPLACOUSIE

On désigne sous le nom de paracousie, l'anomalie caractérisée par l'audition fausse d'un son déterminé : une note sera perçue un ton ou deux au-dessus de sa tonalité par exemple. On comprend que ce trouble fonctionnel n'est appréciable que pour quelques privilégiés.

La paracousie peut survenir à la suite d'otite moyenne suppurée ou d'une affection labyrinthique; elle peut être passagère ou définitive. Sa valeur séméiologique, en raison des difficultés que sa constatation présente, est donc des plus limitées; quand elle est durable elle indique généralement une affection labyrinthique.

Dans la diplacousie, un même son est perçu deux fois. C'est un symptôme extrêmement rare qui n'a qu'une durée passagère. Politzer l'a constaté deux fois dans le cours de l'otite moyenne.

L'impossibilité de déterminer la situation d'une source sonore est désignée par Politzer sous le nom de paracousie du lieu.

Le sens de l'orientation présente de grandes différences individuelles aussi; ce symptôme est rarement recherché et ne présente aucune valeur séméiologique sérieuse.

Nous avons vu plusieurs malades, atteints de surdité incomplète unilatérale, qui se plaignaient de se tromper sur la direction du son, quand on leur parlait du côté de l'oreille malade.

AUTOPHONIE

Dans l'autophonie les bruits qui se passent dans la gorge ou le larynx sont perçus avec une intensité des plus gênantes (Voir physiologie de la trompe).

L'autophonie peut être passagère ou durable; dans ce

dernier cas, la persistance tient, soit à des adhérences qui maintiennent béant l'orifice pharyngien, soit à des altérations des tissus de la trompe ou de la caisse.

Ce symptôme peut s'observer dans les obstructions du conduit auditif, comme quand on ferme le méat avec le doigt; dans l'otite moyenne avec exsudat, accompagnée de catarrhe tubaire, l'autophonie acquiert parfois un degré d'intensité qui incommode le malade.

Le plus souvent l'autophonie n'est qu'un symptôme passager dont les accès durent de quelques minutes à quelques heures et qui disparaît spontanément ou après quelques mouvements de déglutition; il survient fréquemment dans les inflammations du pharynx supérieur.

L'autophonie par obstruction du conduit auditif diffère de l'autophonie d'origine tubaire en ce qu'elle ne s'accompagne pas d'une sensation de gêne particulière localisée dans l'oreille moyenne, que le retentissement de la voix, de la respiration est bien moins marqué, que la surdité temporaire est moins complète.

L'autophonie par épanchement dans la caisse disparaît par la douche d'air, au moins au début de l'affection.

Ostmann de Kœnigsberg signale le cas d'un jeune homme qui, à la suite d'un rhumatisme articulaire et de typhus abdominal, fut atteint pendant quinze jours d'autophonie. L'auteur explique ce symptôme par la disparition du tissu adipeux qui existe normalement entre la muqueuse et le cartilage tubaire; d'après lui, toute maladie cachectisante peut donner lieu à l'autophonie.

Ce n'est là qu'une hypothèse que la clinique ne confirme guère, car il est bien peu de malades dont le tissu adipeux a disparu à la suite d'une affection grave, qui se plaignent d'éprouver de l'autophonie.

TROUBLES DE LA SENSIBILITÉ AUDITIVE

Les troubles fonctionnels du nerf auditif peuvent être comparés aux troubles des nerfs de la sensibilité générale. On les divise en :

Hyperacousie qui correspond à l'hyperesthésie.

Hyperesthésie acoustique ou audition douloureuse.

Hypoacousie en diminution de l'ouïe (anesthésie incomplète).

Cophose ou perte complète du sens de l'audition (anesthésie absolue).

La diminution et la perte de l'ouïe sont comprises sous le terme général de surdité.

HYPÉRACOUSIE

On désigne sous le nom d'hyperacousie une finesse anormale de l'ouïe qui n'est que passagère.

On l'observe le plus souvent chez des individus nerveux, irritables, hystériques ou neurasthéniques, dont les fonctions cérébrales sont exaltées momentanément par une grande contention d'esprit ou une congestion cérébrale légère. Woos a signalé un cas d'hyperacousie chez un individu atteint de tumeur du nerf auditif.

L'hyperacousie peut être d'origine essentiellement auriculaire, comme dans les cas où le tympan, après être resté pendant plusieurs années enfoncé, à la suite d'une obstruction tubaire, se redresse par l'effet de douches d'air; aussitôt il survient une hypéracousie qui surprend les petits malades, car ce sont surtout les enfants qui présentent ce rétablissement rapide de l'audition.

L'hyperacousie qui survient dans ces conditions disparaît au bout de quelques heures et ne se reproduit pas aussi marquée dans les douches d'air ultérieures.

Le même phénomène se reproduit quelquefois quand la trompe est restée fermée un certain temps et s'ouvre brusquement à la suite de l'action de bâiller, de se moucher; il y a passage instantané de la surdité à une bonne audition qui produit l'effet de l'hyperacousie.

HYPERESTHÉSIE ACOUSTIQUE

Toute impression sonore trop violente est ressentie douloureusement, même à l'état normal. Il n'y a hyperesthésie acoutisque que lorsque l'audition est pénible, douloureuse pour les sons ordinaires qui ne produisent pas cet effet sur la généralité des individus.

A cet égard, il y a de très grandes différences individuelles qui tiennent à l'état nerveux et aux habitudes du sujet.

L'hyperesthésie acoustique s'observe dans certaines maladies des centres nerveux, telles que : méningite, encéphalite, tumeurs de la base du cerveau, migraine, etc.

La paralysie faciale s'accompagne parfois d'audition douloureuse par suite de la paralysie du muscle de l'étrier, muscle qui ne s'oppose plus à l'enfoncement de la base de cet osselet dans la fenêtre ovale.

On peut encore observer ce symptôme dans l'otite moyenne aiguë, mais il est de courte durée et ne tarde pas à disparaître à une période plus avancée.

L'audition douloureuse n'est pas incompatible avec un certain degré de surdité ; il n'est pas rare de rencontrer des malades atteints de sclérose de la caisse se plaindre d'audition douloureuse pour les sons un peu intenses et même pour le langage à haute voix ; ce symptôme qui marque par fois le début de l'otite sèche peut aussi s'observer à un stade plus avancé de l'affection. On peut expliquer sa pathogénie par un certain degré de parésie du muscle stapédius et une altération qui, à une période avancée de l'otite sèche, ne tardent pas à envahir le labyrinthe.

La constatation de ce symptôme est donc dans l'otite chronique sèche d'un pronostic fâcheux.

SÉMÉIOLOGIE DE LA SURDITÉ

La diminution ou la perte de l'audition est la cause qui amène le plus fréquemment les malades à se consulter, mais ce n'est pas la seule : otalgie, bourdonnements.

La constatation de la surdité n'est pas toujours très facile à établir quand on a affaire à des simulateurs.

On peut simuler une bonne audition, étant sourd, mais le cas est rare et facile à mettre en évidence ; on peut simuler la surdité, tout en ayant une audition normale ou moins défectueuse que le malade ne voudrait le faire croire : c'est le cas le plus fréquent. Il n'est pas inutile d'indiquer par quels moyens on peut découvrir la supercherie. La surdité totale est rarement simulée, car elle est difficile à jouer pendant longtemps et le malade ne tarde pas à abandonner son rôle et à se laisser surprendre en flagrant délit d'audition.

D'ailleurs, l'attitude du simulateur et celle du vrai sourd diffèrent assez pour fournir déjà des présomptions. « Au moment où on adresse la parole au vrai sourd, dit Lévi, l'expression de sa physionomie devient anxieuse; ses yeux, largement ouverts, fixent l'interlocuteur et guettent les moindres mouvements de ses lèvres, comme pour y lire les paroles qu'il va prononcer. Sa voix n'est pas toujours extrêmement élevée, mais elle est monotone et peu modulée. La physionomie du simulateur est impassible, si ce n'est stupide; il baisse les yeux et évite de regarder son interlocuteur en face. »

L'examen fonctionnel doit être précédé d'un interrogatoire sur le mode de début, la marche et les progrès de la surdité et d'un examen local portant sur l'oreille elle-même et les cavités voisines : nez et pharynx.

Généralement on simule une surdité incomplète qui est plus facile à imiter et d'un diagnostic beaucoup plus difficile.

Si la surdité est unilatérale, on place un bandeau sur les yeux du sujet et on recherche à quelle distance est perçu le bruit du diapason ou de l'acoumètre; si la surdité est réelle le malade indiquera à quel moment il commence à percevoir le bruit; la distance de l'instrument à l'oreille devra être à peu près constante pour plusieurs examens successifs.

Le simulateur, au contraire, se trahira en affirmant percevoir le son à des distances qui présentent de grands écarts, dans plusieurs examens successifs (Politzer).

Chimani et Moos prennent pour base l'épreuve de Weber, pratiquée de la façon suivante :

Le diapason étant appliqué sur la ligne médiane du crâne, le sujet interrogé répond ne l'entendre que de l'oreille saine, alors qu'il doit, s'il s'agit de certaines lésions de l'oreille moyenne, avoir une perception plus forte du côté malade; on ferme alors, avec le doigt, le conduit auditif de l'oreille saine, ce qui renforce le son de ce côté. Le sujet, ignorant ce qui doit se passer pendant cette manœuvre, avoue ne plus rien entendre du tout.

La méthode de Lucæ réclame une installation spéciale et l'assistance de deux témoins ; nous n'en parlerons pas parce qu'elle n'est pas facile à mettre en pratique. On peut encore se servir du tube à trois branches, dont une est introduite dans l'oreille du médecin et les deux autres dans les oreilles du simulateur.

David Coggin rapporte un cas de simulation où l'usage de cet otoscope à trois branches trancha la difficulté. « Le patient affirmait être sourd de l'oreille gauche. Alors j'introduisis dans le tube de caoutchouc, du côté droit, une cheville de bois, le fermant hermétiquement, et je plaçai les deux tubes de caoutchouc dans les conduits auditifs. En essayant sur moi-même l'instrument, je constatai que je ne pouvais comprendre par l'oreille droite les mots prononcés. J'appliquai ensuite le stéthoscope au patient qui répéta sans s'arrêter les mots que je murmurai dans le spéculum du thorax me servant d'embouchure.

Le tube bouché fut alors retiré de l'oreille droite et celle-ci fermée en y appuyant fortement le tragus. Je parlai de nouveau dans le stéthoscope qui était comme précédemment en communication avec l'oreille gauche et le patient affirma positivement ne pas pouvoir saisir les mots. Il savait naturellement que le tube par lequel il entendait auparavant n'était plus en communication avec l'oreille droite (Politzer).

La diminution de l'acuité auditive (hypoacousie) et la surdité complète (cophose) peuvent être occasionnées par des lésions très diverses siégeant en des points différents de l'organe auditif.

Pour être complet, le diagnostic doit porter sur l'étiologie, la topographie et la nature de la lésion.

La surdité peut être le résultat d'affections du conduit auditif, de la caisse, de la trompe d'Eustache ou de l'oreille interne ou des centres nerveux.

Les affections limitées au conduit auditif externe ne déterminent jamais une surdité complète; l'obstruction très prononcée de ce canal par un bouchon cérumineux ou un corps étranger permet encore l'audition de la voix ; il en est de même des rétrécissements concentriques par otite externe, eczéma, abcès, etc.

La surdité grave coïncidant avec une affection du méat doit donc faire soupçonner une lésion concomitante de l'oreille moyenne.

La myringite primitive ne porte qu'une atteinte très légère à l'audition ; ce caractère permet même de distinguer cette affection de la myringite secondaire à une affection de l'oreille moyenne.

Les perforations traumatiques du tympan sans lésions de la chaîne des osselets ou du labyrinthe augmentent plutôt qu'elles ne diminuent l'acuité auditive; on y a recours comme méthode de traitement quand le tympan épaissi, sclérosé, a perdu une partie de sa mobilité.

La perforation pathologique, en raison des altérations de la caisse qui l'ont produite, coïncide toujours avec une diminution sensible de l'acuité auditive; par elle-même, elle détermine l'hypoacousie et sa fermeture par un tympan artificiel peut être suivie d'une grande amélioration de la surdité.

L'enfoncement du tympan, consécutif à une obstruction tubaire, s'accompagne toujours d'un degré plus ou moins prononcé de surdité; dans cet état, la membrane a perdu une grande partie de sa mobilité et la chaîne des osselets est par là même moins mobile; il suffit de rendre à la membrane sa situation normale pour que, s'il ne s'est pas formé des adhérences, l'audition reparaisse.

Les affections de la caisse du tympan sont la cause la plus fréquente de la surdité ; quelles soient aiguës ou chroniques, la diminution de l'acuité auditive est subordonnée au siège et au degré de la lésion ; nous ne pouvons décrire en détails toutes les altérations qu'on peut y observer, cela nous entraînerait trop loin.

On peut admettre, en thèse générale, que la surdité sera d'autant plus prononcée que la lésion siégera plus près de l'étrier et que cet osselet sera moins mobile.

Les lésions qui atteignent le limaçon entraînent une surdité totale ou partielle suivant qu'elles sont localisées ou étendues à toutes les ramifications du nerf auditif ou de l'organe de Corti.

La nature de l'altération importe peu ; quelle qu'elle soit, le trouble fonctionnel apparaît, mais avec des caractères de durée et de gravité variables suivant les cas.

L'altération peut être transitoire comme dans la congestion, l'anémie, l'absorption de la quinine ou de l'acide salicylique, la syphilis etc., ou persistante, s'il s'agit de dégéné rescence, d'inflammations par leucémie, oreillons, typhus, scarlatine.

Le diagnostic d'altération du labyrinthe est entouré des plus grandes difficultés quand il y a coexistence d'une affection de l'oreille moyenne ; c'est pour établir ce diagnostic que l'on a recours aux épreuves de Weber, Rinne, Bing, Gellé.

Les affections cérébrales, comme la méningite cérébro-spinale épidémique, déterminent souvent la surdité (Roth, Moos).

Parmi les autres affections cérébrales donnant lieu au même trouble fonctionnel, on peut citer : l'hémorrhagie, le ramollissement cérébral, l'encéphalite, les gommes, les tubercules, les tumeurs du cerveau ou de la base du crâne.

Ces affections ne produisent la surdité que lorsqu'elles siègent en un certain point de l'écorce cérébrale, qui est la première circonvolution du temporal gauche, regardée par Wernicke, Kussmaul, Huguenin, Fristch, etc., comme le centre auditif.

TABLE DES MATIÈRES

PREMIÈRE PARTIE

Introduction 1
Importance de l'étude de l'otologie 3
Anatomie de l'oreille. 5
Pavillon. 6
Structure du pavillon 6
Physiologie du pavillon. 8
Conduit auditif externe. 9
Structure du conduit auditif. 11
Physiologie du conduit auditif. 17
Membrane du tympan 19
Structure du tympan 22
De la caisse du tympan. 26
Osselets de l'ouïe 35
Articulations des osselets. 38
Muscles des osselets 39
Ligaments des osselets. 40
Poches, cavités et replis de la muqueuse. 41
Muqueuse de la caisse 43
Vaisseaux et nerfs de l'oreille moyenne 45
Apophyse mastoïde. 46
Trompe d'Eustache. 50
Physiologie de l'oreille moyenne. 55
    —   des cellules mastoïdiennes 63
    —   de la trompe d'Eustache 64
Anatomie de l'oreille interne 68
Canaux demi-circulaires osseux 69
Limaçon ou cochlée 71
Conduit auditif interne. 73
Labyrinthe membraneux 74
Nerf auditif 80
Physiologie du labyrinthe. 81
Anatomie topographique de l'oreille 85

DEUXIÈME PARTIE

I. Symptômes objectifs

Séméiologie du conduit auditif 93
Examen du pavillon 93
Hyperhémie. 94
Séméiologie de l'oreille. 96
Couleurs anormales 96
Rougeur partielle du conduit 96
Rougeur généralisée 97
Diminution de calibre du conduit 98
Diminution de profondeur du conduit 100
Tuméfaction partielle du conduit. 102
Séméiologie de la membrane du tympan 106
Couleur du tympan. 106
Séméiologie de la courbure du tympan. 109
Enfoncement total de la membrane 109
Enfoncement partiel du tympan 111
Voussure générale du tympan. 112
Voussure partielle du tympan. 113
Séméiologie du triangle lumineux 115
    —   des reflets lumineux. 116
Épaississement du tympan. 118
Dépôts crétacés, calcaires. 119
Atrophie, cicatrices du tympan 119
Séméiologie des perforations du tympan. 121
    —   des écoulements d'oreille 124
Fétidité du pus 132
Microbes du pus. 132
Séméiologie de l'otorrhagie. 135

II. Symptômes physico-mécaniques ou expérimentaux

Séméiologie du diapason 139
Épreuve de Weber. 143
    —   de Rinne. 146
    —   de Gellé ou des pressions centripètes. 147
    —   de Bing. 149
    —   de l'audition pendant l'expérience de Toynbee et de Val-
salva 150
Du diapason pour diagnostiquer la perméabilité des trompes d'Eus-
tache 152
Synergies fonctionnelles, binauriculaires. Accommodation 153
Diapason sur le tube otoscopique 153
Emploi de la montre, de l'acoumètre et autres instruments. . . . 153
Audition de la voix, du langage 159

Audiphone.   161
Méthode entotique de Bing   164
Séméiologie des variations expérimentales de la pression de l'air
    contenu dans la caisse . . . . , .   165
Procédé de Valsalva   165
Expérience de Toynbee   167
Douche d'air par la méthode de Politzer   168
Cathétérisme de la trompe d'Eustache   171
Spéculum de Siègle   175
Séméiologie de l'auscultation de l'oreille   178

III. Signes subjectifs

Séméiologie de l'otalgie et de l'otodynie.   180
    —   du vertige auriculaire.   184
    —   des bruits subjectifs   189
    —   de la paracousie de Willis   195
Paracousie et diplacousie   196
Autophonie   196
Troubles de la sensibilité auditive   197
Hyperacousie   198
Hyperesthésie acoustique   198
Séméiologie de la surdité.   199

FIN DE LA TABLE DES MATIÈRES

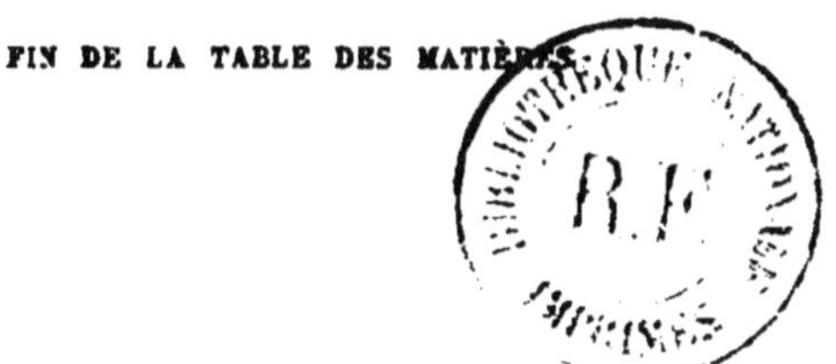

28447. — Imprimerie LAHURE, rue de Fleurus, 9, à Paris.

Bulletin

DES

Annonces

ANATOMIE DE L'ORBILLE.

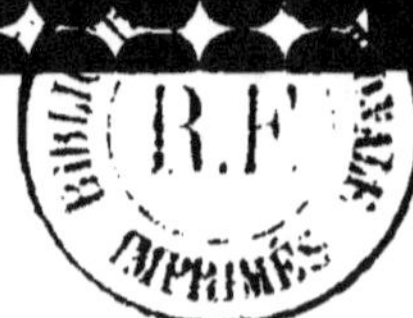